O REIZINHO HIPERATIVO

DR. GUSTAVO TEIXEIRA

O REIZINHO HIPERATIVO

Guia de tratamento completo para o transtorno de déficit de atenção/hiperatividade e transtorno desafiador opositivo

1ª edição

Rio de Janeiro | 2020

CIP-BRASIL. CATALOGAÇÃO NA PUBLICAÇÃO
SINDICATO NACIONAL DOS EDITORES DE LIVROS, RJ

T266r   Teixeira, Gustavo
O reizinho hiperativo: guia de tratamento completo para o transtorno de déficit de atenção/hiperatividade e transtorno desafiador opositivo / Gustavo Teixeira. – 1ª ed. – Rio de Janeiro: Best Seller, 2020.
208 p.

ISBN 9786557120019

1. Distúrbio do déficit de atenção com hiperatividade. 2. Transtorno desafiador e opositivo em crianças. 3. Distúrbios do comportamento em crianças. I. Título.

CDD: 618.928589
20-63997   CDU: 616.89-008.47-053.2

Leandra Felix da Cruz Candido – Bibliotecária – CRB-7/6135

Texto revisado segundo o novo Acordo Ortográfico da Língua Portuguesa.

Copyright © 2020 by Gustavo Teixeira

Todos os direitos reservados. Proibida a reprodução, no todo ou em parte, sem autorização prévia por escrito da editora, sejam quais forem os meios empregados.

Direitos exclusivos de publicação em língua portuguesa para o mundo adquiridos pela
Editora Best Seller Ltda.
Rua Argentina, 171, parte, São Cristóvão
Rio de Janeiro, RJ — 20921-380
que se reserva a propriedade literária desta obra

Impresso no Brasil

ISBN 978-65-571-2001-9

Seja um leitor preferencial Record.
Cadastre-se em www.record.com.br e receba informações sobre nossos lançamentos e nossas promoções.

Atendimento e venda direta ao leitor
sac@record.com.br

Sumário

Introdução 9

Parte 1 — Transtorno de déficit de atenção/hiperatividade (TDAH)

1. O TDAH existe há muito tempo? 15
2. O que é o TDAH? 19
3. Quais são as causas do TDAH? 23
4. Quais são as consequências do TDAH? 29

Parte 2 — Transtorno desafiador opositivo

5. O que é o transtorno desafiador opositivo? 35
6. Quais são as causas do transtorno desafiador opositivo? 41
7. Quais são as consequências do transtorno desafiador opositivo? 47
8. O que é o transtorno de conduta? 51
9. O que é o transtorno de personalidade antissocial? 57

Parte 3 — Comorbidades e avaliação diagnóstica

10. Existem transtornos associados? 63
11. Como se fazem os diagnósticos? 75

Parte 4 — Tratamento

12. Como é o tratamento do TDAH?....................87

13. Como é o tratamento do transtorno
desafiador opositivo?....................95

14. Tratamento psicológico do TDAH....................99

15. Tratamento psicológico do transtorno
desafiador opositivo....................103

16. Tratamento psicoeducacional do TDAH....................107

17. Tratamento psicoeducacional do transtorno
desafiador opositivo....................111

Parte 5 — Guias psicoeducacionais

18. TDAH — Guia dos pais....................131

19. TDAH — Guia dos professores....................135

20. Guia dos pais para prevenção de
comportamentos indesejados....................143

21. Guia dos pais para prevenção ao uso de drogas....................151

22. Guia dos professores para prevenção
ao uso de drogas....................161

23. Guia de prevenção ao comportamento bullying....................169

24. Sites na internet....................187

O autor....................193
Apêndices....................195
Bibliografia....................201
Contato com o autor....................207

DEDICATÓRIA

Dedico este livro a professores, pais e familiares de milhares de crianças e adolescentes brasileiros portadores do transtorno de déficit de atenção/hiperatividade e do transtorno desafiador opositivo. Dedico também aos meus reizinhos da casa, Pedro Henrique e João Paulo.

INTRODUÇÃO

Nos últimos 15 anos, tenho me dedicado a produzir livros psicoeducacionais com o intuito de educar famílias, educadores e profissionais da saúde mental infantil sobre a relevância de questões comportamentais da infância e da adolescência. Informar e quebrar preconceitos são os objetivos iniciais para realizarmos diagnósticos clínicos corretos, oferecer intervenção precoce e proporcionar o aumento da adesão ao tratamento de milhares de crianças e adolescentes que sofrem diariamente de dezenas de patologias do comportamento infantil. Mais recentemente, em 2016, desenvolvi um projeto pioneiro no Brasil e em todo o mundo: a criação de uma *startup* especializada em treinamentos on-line de transtornos comportamentais da infância e saúde mental infantil, o Child Behavior Institute of Miami (CBI of Miami), e em menos de cinco anos nos transformamos na maior empresa da América Latina nesse segmento.

O REIZINHO HIPERATIVO

Hoje, contamos com um corpo docente de mais de uma centena de profissionais superqualificados e comprometidos com os mais de 30 mil alunos, distribuídos em cerca de 20 programas de pós-graduação. Estamos envolvidos na formação de uma geração de profissionais de saúde mental e educação que serão responsáveis pela transformação da psicoeducação no Brasil. Por acreditar no poder transformador da educação, seguiremos lutando para universalizar e democratizar o conhecimento psicoeducacional no Brasil, tendo, assim, a oportunidade de oferecer ajuda a milhares de famílias que lutam por um atendimento educacional e médico de qualidade nos quatro cantos do país.

Sobre este novo livro, seguindo a linha psicoeducacional das sete publicações anteriores dessa coleção publicada pela Editora BestSeller, chegou o momento de abordar de forma conjunta o transtorno de déficit de atenção/hiperatividade e o transtorno desafiador opositivo, duas das principais condições comportamentais que acometem crianças e adolescentes no mundo inteiro. São também duas patologias do comportamento infantil frequentemente comorbidas, isto é, que aparecem juntas no mesmo indivíduo, provocando muito sofrimento para os portadores e para as suas famílias. Os prejuízos acadêmicos e sociais são intensos, e tanto as famílias quanto os profissionais da educação se sentem perdidos e incapazes de oferecer ajuda ou apoio especializado aos filhos e alunos.

Este livro, portanto, é um guia psicoeducacional direcionado a pais, professores e demais profissionais da educação e da saúde mental infantil. O objetivo é informar e orientar sobre esses dois problemas comportamentais de grande incidência na infância e

INTRODUÇÃO

na adolescência, responsáveis por significativos prejuízos na vida de seus portadores e familiares, além de oferecer dicas práticas no tratamento dessas condições e na prevenção ao bullying e ao uso de drogas, muitas vezes presentes. Boa leitura! E sigamos acreditando no poder transformador da educação.

DR. GUSTAVO TEIXEIRA, M.D. M.ED.

Diretor executivo do Child Behavior Institute of Miami
Professor visitante do Departamento de Educação
Especial da Bridgewater State University
Mestre em educação especial pela Framingham State University

PARTE 1

TRANSTORNO DE DÉFICIT DE
ATENÇÃO/HIPERATIVIDADE (TDAH)

CAPÍTULO 1

O TDAH EXISTE HÁ MUITO TEMPO?

Um dos primeiros relatos de sintomas que seriam referências da condição que descrevemos hoje como transtorno de déficit de atenção/hiperatividade remonta a quase meio século antes do nascimento de Jesus Cristo. Em 493 a.c., o filósofo e médico Hipócrates descreveu pacientes que apresentavam comportamento impulsivo e menor capacidade de concentração. Ele atribuiu essa condição a um desequilíbrio do fogo em relação à água. O tratamento proposto por Hipócrates consistia de alimentação rica em cevada, em substituição ao pão; consumo de peixe, em vez de carne; ingestão de líquidos e atividade física. Muitos séculos mais tarde, em 1613, o célebre autor inglês William Shakespeare fez referência ao "distúrbio da atenção" em sua peça teatral *Henry VIII*.

Uma primeira publicação científica sobre o tema ocorreu em 1798, quando o médico escocês Alexander Crichton descreveu em seu livro, *An Inquiry Into the Nature and Origin of Mental Derangement*, no capítulo sobre "atenção", a chamada inquietação cerebral, explicando como ela poderia prejudicar a aprendizagem de crianças na escola e a denominando "doença da atenção".

Outra publicação interessante foi realizada pelo médico alemão Heinrich Hoffmann, em 1845, quando lançou *Der Struwwelpeter*, obra literária que descreve o pequeno Philip, personagem desatento, agitado, inquieto, distraído, estabanado e que se envolve em muitas confusões graças ao seu comportamento hiperativo.

Apesar dos relatos supracitados, o grande marco histórico do início do estudo médico moderno dos transtornos hipercinéticos ocorreu em 1902, quando o pediatra inglês George Still, considerado o pai da pediatria britânica, em palestra proferida no Royal College of Physicians, em Londres, descreveu um grupo de crianças com problemas comportamentais severos, apresentando atitudes hiperativas e incapacidade de sustentar a atenção. Still acreditava se tratar de uma condição médica grave e de origem hereditária.

Posteriormente, em 1937, o médico americano Charles Bradley publicou um estudo em que um grupo de crianças com problemas comportamentais melhoraram dos sintomas de desatenção, hiperatividade, impulsividade e agressividade com a utilização de benzedrina, um medicamento estimulante.

O TDAH EXISTE HÁ MUITO TEMPO?

Vinte anos mais tarde, em 1957, outro fármaco, o metilfenidato, começou a ser comercializado para o tratamento da então chamada "lesão cerebral mínima" — até hoje, é um dos mais utilizados em todo o mundo para tratar o transtorno de déficit de atenção/hiperatividade.

A patologia foi chamada de lesão cerebral mínima até o fim da década de 1950, quando, em 1960, a médica Stella Chess a nomeou de "Síndrome da criança hiperativa", pois não era identificada uma lesão orgânica em seus portadores para justificar as alterações comportamentais de desatenção e hiperatividade. Nos anos seguintes, novas nomenclaturas surgiram, como "disfunção cerebral mínima" e "reação hipercinética da infância", nome que perdurou por mais dez anos, até que, em 1980, o termo "transtorno de déficit de atenção" foi descrito no *Manual Diagnóstico e Estatístico dos Transtornos Mentais*, publicado pela Associação Psiquiátrica Americana.

CAPÍTULO 2

O QUE É O TDAH?

Doutor, o Henrique está impossível: fica correndo de um lado para o outro, não para quieto. Não para nem para comer. O dever de casa está sempre incompleto porque ele não consegue se concentrar! Na escola não tem amigos, é muito impulsivo e sempre briga. A professora já me chamou duas vezes para conversar sobre seu comportamento em sala de aula. Ele se distrai muito, não presta atenção em nada, brinca o tempo todo e fica se remexendo na cadeira, pulando e gritando. Já botei de castigo, bati, gritei, tirei a televisão e o videogame do quarto... Nada funciona. O que faço?

Eu costumava escutar depoimentos como esse na minha clínica diariamente. São pais desgastados, frustrados com o comportamento de seus filhos, que se sentem muito culpados por não entenderem as causas do problema e não conseguirem ajudar os filhos.

O transtorno de déficit de atenção/hiperatividade é um problema comportamental de grande incidência na infância e na adolescência. Pesquisas internacionais revelam que o TDAH está presente em torno de 5 a 8% da população em idade escolar.

A identificação de números semelhantes na incidência desse problema, nos diversos estudos conduzidos por diferentes grupos de cientistas, em distintas regiões do planeta, como Estados Unidos, Canadá, Brasil, México, Austrália e países da Europa, reforça a ideia de que existe uma distribuição global do TDAH. Isso quer dizer que crianças e adolescentes, estudantes de escolas públicas ou privadas; do ensino infantil, fundamental ou médio; ricas ou pobres; que vivem em países desenvolvidos ou subdesenvolvidos, apresentam o problema.

O TDAH é uma condição médica importante, caracterizada basicamente por sintomas de desatenção, hiperatividade e impulsividade. O diagnóstico é responsável por muitos prejuízos na vida escolar desses jovens acometidos, bem como por problemas de relacionamento social e ocupacional. Além disso, o impacto negativo do transtorno na vida do portador pode interferir também na vida de seus familiares, amigos, colegas de escola e nos membros da comunidade em que vivem.

Uma criança ou adolescente com TDAH normalmente apresenta as seguintes características: é desorganizada, comete erros por descuido, tem dificuldade para prestar atenção e seguir

O QUE É O TDAH?

ordens, evita exercícios ou atividades que exijam muita atenção, é esquecida e se distrai com facilidade. Muitas vezes, parece não escutar quando alguém lhe dirige a palavra, não termina seus deveres de casa e perde materiais escolares, chaves, dinheiro ou brinquedos com muita frequência.

Essa criança também pode ser agitada e inquieta, não conseguindo permanecer sentada e abandonando sua cadeira em sala de aula ou durante o almoço de família, por exemplo. Está sempre "a mil por hora" ou como se estivesse "ligada numa tomada de 220 volts", fala em demasia e dificilmente brinca em silêncio, de modo que está sempre gritando.

A impulsividade é outro sintoma marcante do transtorno de déficit de atenção/hiperatividade, o que pode resultar em crianças e adolescentes muito irritados, com baixo limiar de frustração (os chamados "pavio curto"), que se envolvem constantemente em brigas ou atritos com colegas de sala de aula ou com familiares e professores.

CAPÍTULO 3

QUAIS SÃO AS CAUSAS DO TDAH?

As origens do transtorno de déficit de atenção/hiperatividade ainda não estão bem estabelecidas. Acredita-se, entretanto, numa origem multifatorial e complexa, que envolve diversos fatores, sendo o mais importante deles a herança genética.

Podemos defini-lo, portanto, como um transtorno neurobiológico de origem genética e afirmar que causas ambientais podem interferir na condição comportamental. São alterações químicas cerebrais provocadas por mudanças do código genético e que podem envolver diversas áreas do cérebro, sendo a principal o córtex pré-frontal. A mudança do funcionamento

O REIZINHO HIPERATIVO

do córtex pré-frontal provocará problemas no controle das funções executivas do cérebro, responsável por planejamento, organização e controle dos impulsos.

À luz da ciência, não existem estudos para comprovar teorias que ligam o surgimento do TDAH a dietas, aditivos alimentares, açúcares ou problemas ortomoleculares que justifiquem a necessidade de nutrientes especiais ou vitaminas. Assim, pode-se dizer que alimentos não causam TDAH, da mesma forma que dietas especiais não são opções de tratamento para um problema comportamental de origem genética.

De maneira didática, eu gostaria de dividi-lo em quatro conjuntos de fatores principais: genéticos, neuroquímicos, complicações da gravidez/do parto e sociais.

Fatores genéticos: Muitas crianças com TDAH têm familiares — pais, tios, avós, irmãos — com o mesmo diagnóstico, pois estou falando de mais um daqueles problemas de saúde que "correm nas famílias", assim como hipertensão arterial e diabetes. A incidência pode chegar até dez vezes mais em famílias de crianças com TDAH, quando comparadas à população em geral. Mais de 40% das crianças com TDAH têm pais com o mesmo diagnóstico e apresentam entre duas e três vezes mais chances de ter um irmão com o mesmo transtorno.

Assim, filhos de pais hiperativos têm mais chances de apresentar o transtorno, assim como irmãos de crianças hiperativas também têm mais chances de apresentar o problema comportamental.

Fatores neuroquímicos: Pesquisas científicas já mostraram que o cérebro de crianças com TDAH funciona diferentemente do

QUAIS SÃO AS CAUSAS DO TDAH?

de crianças sem o transtorno. Essas crianças apresentam um desequilíbrio de substâncias químicas que ajudam o cérebro a regular o comportamento.

Estudos em diferentes centros de excelência nos Estados Unidos, no Canadá e na Europa associam o surgimento do TDAH a genes ligados a determinados cromossomos, como o gene do receptor e transportador de dopamina, uma das substâncias que realizam a comunicação e transmitem informação entre os neurônios do cérebro, também chamadas de neurotransmissores. Essas alterações genéticas provocariam o aporte diminuído do neurotransmissor dopamina. A redução dessas substâncias nos sistemas atencionais, localizados no córtex pré-frontal do cérebro, região nobre responsável pelo controle da atenção, provocariam os sintomas do TDAH.

Os estimulantes, medicamentos utilizados no tratamento, aumentam essas substâncias, melhorando o aporte dos neurotransmissores nessas regiões cerebrais, facilitando o controle da atenção e diminuindo o comportamento hiperativo.

Complicações da gravidez/do parto: Outro achado importante das pesquisas internacionais quando o assunto é o TDAH são as correlações com alterações ou agressões ao cérebro fetal durante seu desenvolvimento. De modo geral, pode-se dizer que qualquer alteração no cérebro em desenvolvimento poderia predispor a comportamentos relacionados ao transtorno no futuro. Assim, complicações durante a gravidez ou o parto que resultem em sofrimento ao cérebro do bebê estão hipoteticamente relacionadas ao TDAH.

O REIZINHO HIPERATIVO

Alguns dos principais agentes agressores do cérebro fetal são desnutrição materna e uso de drogas durante a gravidez. Quando falo em drogas, também me refiro ao consumo de álcool e cigarro. A nicotina é uma das principais causas de risco para o TDAH, portanto o fumo no período da gestação deve ser evitado por diversos motivos, entre eles o risco do nascimento de crianças com comportamento hiperativo e desatento.

Outros elementos de risco são: parto prolongado, sofrimento fetal, má saúde materna, baixo peso ao nascer, infecções do sistema nervoso central, traumatismos, intoxicações e envenenamentos por chumbo.

Fatores sociais: O estilo de criação parental não causa TDAH, mas alguns estudos científicos suspeitam que crianças expostas a estressores tóxicos ambientais — criadas em ambientes domésticos caóticos: vítimas de negligência, violência física, emocional e sexual, abandono ou maus tratos — poderiam apresentar prejuízo na maturação do sistema nervoso central, interferindo na organização neuronal e na formação desse cérebro em desenvolvimento. Dessa forma, hipoteticamente, tais alterações cerebrais provocadas por estressores tóxicos ambientais poderiam levar aos sintomas de TDAH.

Estudos de imagem

Os estudos com neuroimagem que utilizam tomógrafos computadorizados ultramodernos estão em estágios preliminares, porém são muito importantes como ferramentas de pesquisa

QUAIS SÃO AS CAUSAS DO TDAH?

do TDAH. Essas análises não são conclusivas, mas alguns achados podem ser sugestivos do transtorno, como a diminuição do fluxo sanguíneo cerebral e das taxas metabólicas em regiões dos lobos frontais; da substância branca e cinzenta da camada cortical do cérebro; e do volume dos lobos frontais e temporais.

Esses exames de imagem não realizam diagnóstico, pois não são fidedignos para a utilização numa investigação diagnóstica, e são utilizados apenas em caráter experimental e de pesquisa científica básica.

O correto diagnóstico dependerá de uma boa investigação clínica com a família, com a criança ou o adolescente e com a escola. O processo de avaliação clínica será devidamente abordado em capítulos seguintes.

Estudos neuropsicológicos

Os estudos neuropsicológicos são realizados com a aplicação de testagens padronizadas em crianças e adolescentes com o TDAH. Esses temas sugerem alterações no córtex pré-frontal e de estruturas subcorticais do cérebro. Prejuízos nos testes de atenção, aquisição e função executiva supõem também um déficit do comportamento inibitório e de funções executivas, responsáveis por organização, planejamento, manejo do tempo e controle dos impulsos, por exemplo.

Os pareceres neuropsicológicos não realizam diagnóstico, mas são importantes e podem ajudar o médico durante a avaliação comportamental da criança em processo de investigação clínica.

CAPÍTULO 4

QUAIS SÃO AS CONSEQUÊNCIAS DO TDAH?

O curso natural do transtorno de déficit de atenção/hiperatividade é crônico, o que significa que uma criança diagnosticada com TDAH poderá apresentar sintomas e, consequentemente, prejuízos por toda a vida.

Diversos estudos e pesquisas científicas se propõem a estudar os efeitos do transtorno de déficit de atenção/hiperatividade nas vidas dos portadores ao longo do tempo, e as consequências identificadas são muito graves, sobretudo nos casos não tratados.

Crianças com TDAH apresentam uma série de prejuízos no decorrer dos anos. Inicialmente, podemos observar uma dificuldade nos relacionamentos sociais. São crianças na educa-

O REIZINHO HIPERATIVO

ção infantil, entre 3 e 6 anos, com problemas de concentração para brincar isoladamente ou com outras crianças. Podem ser agitadas, inquietas e não conseguir esperar sua vez de jogar ou na fila do recreio, por exemplo. Além disso, são impacientes, impulsivas, e constantemente se envolvem em brigas e conflitos com coleguinhas de sala de aula.

Prejuízos acadêmicos podem ser evidenciados. No entanto, graças ao conteúdo escolar mais reduzido, quando comparado ao ensino fundamental, o que fica mais evidente nessa idade são problemas de comportamento e relacionamento social.

Entre 6 e 7 anos, no ensino fundamental, os problemas acadêmicos começam a ficar mais evidentes. Em razão dos sintomas de desatenção e hiperatividade, a criança terá dificuldade para prestar atenção ao professor e aos conteúdos ensinados em sala de aula.

O baixo rendimento escolar é comum e a criança poderá ter dificuldade para acompanhar sua turma, sendo muitas vezes até reprovada. Os prejuízos à autoestima tenderão a se intensificar, em especial se o aluno já apresentar obstáculos nos relacionamentos e nas interações sociais com outras crianças.

Tristeza e falta de motivação e interesse nos estudos podem favorecer o abandono escolar de muitas crianças portadoras de TDAH, além de facilitar o desencadeamento de episódios depressivos graves durante a adolescência. Além de depressão, há um risco aumentado de desenvolverem problemas comportamentais como transtornos ansiosos e de conduta, relacionados ao abuso de álcool e outras drogas.

De forma geral, o baixo rendimento acadêmico associado às dificuldades de relacionamento social favorecerá o aumento

QUAIS SÃO AS CONSEQUÊNCIAS DO TDAH?

dos índices de suspensões escolares, reprovações, expulsões, mudanças de colégio e abandono escolar.

Estudos científicos também identificam que adolescentes com TDAH apresentam taxas mais elevadas de acidentes domésticos, quando comparados a jovens sem o transtorno. Esse fato é explicado pelo conjunto de dificuldades enfrentado por esses pacientes quando o assunto é controle da atenção e da impulsividade. Existe também uma incidência maior de agressividade, desvios de conduta, comportamento delinquencial e criminoso entre adolescentes.

Outra consequência desastrosa provocada pelos sintomas de impulsividade presentes em adolescentes com TDAH são as incidências maiores de acidentes de trânsito, multas por excesso de velocidade, comportamento sexual de risco, sexo sem proteção, gravidez na adolescência e contaminação por doenças sexualmente transmissíveis.

Há grande chance de esses jovens se tornarem adultos inseguros, pouco habilidosos socialmente, com menos anos de educação, trabalhando nos piores empregos, sendo mais mal remunerados, com mais dificuldades de serem absorvidos pelo mercado de trabalho e elevando os índices de desemprego nessa população.

Os estudos também relatam que adultos com TDAH têm maior incidência de comportamento agressivo, uso de drogas, criminalidade, dificuldades nos relacionamentos de trabalho e nas relações amorosas — por exemplo, têm maior probabilidade de se divorciar ou ter filhos fora do casamento.

O REIZINHO HIPERATIVO

TDAH na escola

- ☐ Dificuldade para aprender
- ☐ Dificuldade para estudar
- ☐ Dificuldade para realizar exercícios ou provas
- ☐ Notas baixas
- ☐ Reprovação escolar
- ☐ Abandono escolar
- ☐ Brigas e conflitos com pais, professores, amigos
- ☐ Dificuldade para fazer e manter amizades
- ☐ Aumento do estresse
- ☐ Impulsividade
- ☐ Problemas com álcool e outras drogas

PARTE 2

TRANSTORNO DESAFIADOR OPOSITIVO

CAPÍTULO 5

O QUE É O TRANSTORNO DESAFIADOR OPOSITIVO?

Era dezembro de 2002, um sábado de sol forte no Rio de Janeiro, 14h. Eu me preparava para pegar uma praia, a turma de amigos já me aguardava no tradicional Posto 8 de Ipanema, quando recebi um telefonema do serviço de emergência no qual trabalhava. Perguntavam se eu estaria disponível para um atendimento em Niterói. Um pai de família havia ligado desesperado, dizendo que o filho estava agressivo, nervoso e se recusando a ir para a aula de reforço escolar, ameaçando bater na mãe e na avó.

Isso me fez mudar meus planos. Troquei de roupa rapidamente, e em alguns minutos estava dirigindo pela Ponte Rio-Niterói. Momentos depois eu adentrava a residência, onde um pai angus-

35

tiado solicitava minha ajuda. O filho frequentemente o desafiava e se opunha à sua autoridade, apresentava-se agressivo, discutia, não aceitava regras familiares e tinha desempenho escolar ruim, pois se recusava a realizar deveres ou a copiar do quadro-negro.

Ao entrar na residência, os pais me encaminharam por um corredor até chegar à sala de estar, na qual eu esperava encontrar um adolescente forte e raivoso, talvez adepto do fisiculturismo, praticante de artes marciais, pronto para brigar com qualquer pessoa que cruzasse seu caminho. Para minha surpresa, eu me deparei com ele: o reizinho da casa.

Tratava-se de um garoto com apenas oito anos, 1,30m de altura, gorducho, sentado na única poltrona da sala, em frente à televisão, com um grande pacote de biscoito. Ele gritava para todos:

— Quero mais biscoito! Agora! Agora!

Foi prontamente atendido pela avó.

Algo disfuncional estava ocorrendo naquela família; o garoto parecia um "reizinho sentado no trono", delegando ordens e realizando exigências a todos da casa. Ele de fato dominava seus pais, era o "dono do pedaço".

Eu me deparava com um quadro clínico comum nos consultórios médicos de psiquiatria infantil e neuropediatria, um caso clássico de transtorno desafiador opositivo. Como poderia uma criança daquela idade desafiar, manipular e mandar nos próprios pais?

O transtorno desafiador opositivo é uma condição comportamental comum entre crianças de idade escolar e pode ser definido como um padrão persistente de comportamentos negativistas, hostis, desafiadores e desobedientes observados nas interações sociais da criança com adultos e figuras de autoridade

O QUE É O TRANSTORNO DESAFIADOR OPOSITIVO?

de forma geral, como pais, tios, avós e professores, podendo estar presente também em seus relacionamentos com amigos e colegas de escola. Esse transtorno pode estar relacionado a outras condições comportamentais e frequentemente precede o desenvolvimento de transtorno de conduta, uso abusivo de drogas e comportamento delinquencial.

As principais características do transtorno desafiador opositivo são perda frequente da paciência, discussões com adultos, desafio, recusa a obedecer solicitações ou regras, perturbação e implicância com as pessoas, podendo responsabilizá-las por seus erros ou mau comportamento. Quem sofre desse mal se aborrece com facilidade e comumente se sente enraivecido, agressivo, irritado, ressentido, mostrando-se com rancor e ideias de vingança. São crianças com dificuldade no controle do temperamento e das emoções, uma teimosia persistente, resistentes a ordens e que parecem testar os limites dos pais a todo momento. Os sintomas aparecem em vários ambientes, mas é na sala de aula e em casa onde podem ser mais bem observados. Tais manifestações devem causar prejuízo significativo na vida social, acadêmica e ocupacional da criança, e é importante observar que no transtorno desafiador opositivo não há sérias violações de normas sociais ou direitos básicos alheios, como ocorre no transtorno de conduta.

Estudos americanos afirmam que esse diagnóstico é encontrado entre 2% e 16% das crianças em idade escolar, sendo duas vezes mais frequente entre meninos do que entre meninas. Os sintomas iniciais ocorrem normalmente entre os 6 e 8 anos. Com frequência, essas crianças e adolescentes apresentam baixa autoestima, fraca tolerância às frustrações, humor deprimido, ataques de raiva e poucos amigos, pois muitas vezes são rejeitados pelos colegas em virtude de seus comportamentos impulsivos, opositores e de desafio às regras sociais do grupo. O início do uso de álcool e outras drogas merece especial atenção, pois os conflitos familiares gerados pelos sintomas do transtorno, como comportamentos de oposição e de desafio, podem facilitar o envolvimento problemático com essas substâncias no futuro.

O transtorno desafiador opositivo é muito mais do que aquela "birra" ou desafio típico de uma criança, que seria, na verdade, uma simples reação contextual de oposição — por exemplo, quando deseja um sorvete e não é atendida pela mãe. Devemos entender também que um comportamento opositivo temporário é comum, faz parte do desenvolvimento normal de crianças e tem um aumento natural durante a adolescência. No transtorno desafiador opositivo, nós nos deparamos com crianças que apresentam sintomas severos, os quais provocam graves prejuízos à vida acadêmica e social, interferindo nos relacionamentos com membros da família.

É fundamental saber diferenciar esse transtorno de um comportamento opositivo e desafiador normal, que toda criança experimenta durante o desenvolvimento, conforme cresce e ganha mais autonomia. Costumo dizer que nós, seres humanos, quando nascemos, ganhamos um "kit de sobrevivência": nosso cérebro. Apesar de sermos os seres vivos mais desenvolvidos do planeta, ao nascer temos um cérebro pequeno e pouco desenvolvido, ao contrário de outros animais, como um bezerro ou mesmo o Bandit, meu cachorro, que com apenas dois meses já é capaz de se locomover e se alimentar sozinho, além de aprontar as mais diversas estripulias.

Um bebê humano é completamente dependente de seus cuidadores até os primeiros anos de vida. O que um recém-

O QUE É O TRANSTORNO DESAFIADOR OPOSITIVO?

-nascido faz quando está com fome, sede, frio ou quando deseja a companhia da mãe? A resposta será sempre a mesma: chorar.

Na verdade, a natureza, muito sábia, nos equipou com esse kit básico de sobrevivência, capaz de despertar a atenção da mãe sempre que necessário e que proporcionou a perpetuação da espécie durante os últimos 200 mil anos. No decorrer de dias, meses e anos após o nascimento, esse cérebro pequeno, com poucas células nervosas e poucas ligações sinápticas, se desenvolverá, ganhará peso, novas conexões axonais e dendríticas, e em algum tempo esse ser humano será capaz de atribuições fantásticas, ganhando muita autonomia.

Uma criança aos dois anos, por exemplo, poderá acompanhar a mãe num passeio ao shopping. Nesse momento do desenvolvimento, muitos pais costumam relatar comportamentos de oposição dos filhos, fato amplamente observado em outras culturas, como a americana, que chama essa fase de *terrible two*, ou "dois anos terríveis".

Vamos a mais um exemplo que ilustra essa questão. Quando uma mãe entra num supermercado na companhia do filho recém-nascido e deseja buscar um extrato de tomate ou um frasco de maionese, o bebê, por motivos óbvios, é obrigado a acompanhá-la. Anos mais tarde, essa mesma mãe talvez tenha dificuldade para ir ao supermercado com esse mesmo filho, que pode se recusar a acompanhá-la a determinada área do estabelecimento, andar em outra direção ou falar "não" — eis, por sinal, a primeira palavra que muitas crianças aprendem a dizer. Algo absolutamente normal.

É muito importante que pais, responsáveis e educadores saibam diferenciar esse comportamento opositivo normal, que toda criança vivencia durante o desenvolvimento, conforme ganha autonomia.

O REIZINHO HIPERATIVO

Na escola

O desempenho escolar pode ser comprometido e reprovações escolares são frequentes. Os jovens com transtorno opositivo não participam de atividades em grupo, recusam-se a pedir ou a aceitar ajuda dos professores e querem sempre solucionar os problemas sozinhos. Essas crianças desobedecem e desafiam a autoridade de professores e funcionários da escola, são muito impulsivas, brigam com colegas de sala de aula, não aceitam ordens, não realizam deveres e sempre responsabilizam os outros por seu comportamento hostil e disfuncional.

Transtorno desafiador opositivo na escola

- ☐ Discute com professores e colegas
- ☐ Recusa-se a trabalhar em grupo
- ☐ Não aceita ordens
- ☐ Não realiza deveres escolares
- ☐ Não aceita crítica
- ☐ Desafia a autoridade de professores e coordenadores
- ☐ Deseja tudo ao seu modo
- ☐ É o "pavio curto" ou o "esquentado" da turma
- ☐ Perturba outros alunos
- ☐ Responsabiliza os outros por seu comportamento hostil

CAPÍTULO 6

QUAIS SÃO AS CAUSAS DO TRANSTORNO DESAFIADOR OPOSITIVO?

As causas do transtorno desafiador opositivo são complexas e multifatoriais. Tais causas são eventos, características ou processos que aumentam as chances do desencadeamento do problema comportamental, e seu desenvolvimento está provavelmente ligado à quantidade de agentes de risco presentes na criança. Todos esses possíveis fatores estão relacionados a questões sociais, psicológicas, biológicas, e suas interações são responsáveis pelo surgimento, pelo desenvolvimento e pelo curso clínico da condição.

O REIZINHO HIPERATIVO

O entendimento dos aspectos do transtorno é imprescindível para a aplicação de intervenções precoces, pois, conforme os fatores de risco são mais e mais agregados, diminuem-se as chances de sucesso terapêutico.

Fatores biológicos

As pesquisas médicas não são conclusivas com relação à origem genética do transtorno desafiador opositivo, mas diversos artigos descrevem a possível relação genética familiar em seu desencadeamento, assim como reforçam a ideia de que o temperamento da criança modula o surgimento do transtorno no futuro.

Estudos identificaram que mulheres que fumam ou abusam do álcool durante a gravidez têm chances maiores de dar a luz filhos com transtorno desafiador opositivo. Outros dados revelam que crianças prematuras, com baixo peso ao nascer, complicações na gestação ou no momento do parto, além daquelas com doenças crônicas, são mais propensas a desenvolver a alteração comportamental.

Alguns fatores biológicos relacionados a características da própria criança — como temperamento; negativismo; pouca capacidade de adaptação a mudanças; déficits neuropsicológicos; dificuldade para linguagem, memória, planejamento, organização, disciplina, atenção e julgamento — também indicariam maiores chances de desenvolver o transtorno. Dificuldades acadêmicas, déficit intelectual, TDAH, transtornos do humor e lesões neurológicas, da mesma forma, estariam ligados ao surgimento do transtorno desafiador opositivo.

QUAIS SÃO AS CAUSAS DO TDO?

Outros estudos descrevem alterações estruturais no córtex pré-frontal — região cerebral responsável pelo controle das emoções e da impulsividade —; mudanças no funcionamento de substâncias neurotransmissoras dos sistemas serotoninérgicos, dopaminérgicos e noradrenérgicos; baixa de cortisol e níveis elevados de testosterona. No entanto, esses dados também não são conclusivos.

Não existem exames laboratoriais ou de imagem, como tomografia computadorizada e ressonância nuclear magnética, capazes de realizar o diagnóstico, que é feito apenas com base numa avaliação clínica criteriosa, envolvendo a criança, sua família e a escola.

Fatores psicológicos

Hipóteses comportamentais descrevem que o surgimento do transtorno desafiador opositivo teria relação com questões ligadas ao aprendizado social e a modelos de apego, isto é, crianças agressivas, por exemplo, têm problemas no processamento de informações relativas ao relacionamento social. Tais crianças têm dificuldades para lidar com frustrações do dia a dia, não conseguem criar soluções ou estratégias para lidar com os contratempos e culpabilizam as outras pessoas por seu mau comportamento.

Muitas vezes, observo lares opressores e de normas demasiadamente rígidas, em que a criança convive todos os dias com violência, hostilidade e brigas dos pais. Essa criança pode assumir o comportamento dos pais como "normal" e levar essa conduta para o ambiente escolar. Como dentro de casa ela aprende que tudo deve ser resolvido com "violência, no grito e com agressividade", tentará resolver seus problemas da mesma forma. Outro padrão interessante pode ser observado em crianças que vivem em lares nos quais os pais não dão limite aos filhos. Esse perfil sugere que a oposição seria um comportamento aprendido e reforçado, no qual a criança exerce controle sobre as figuras de autoridade. Por exemplo, uma mãe solicita ao filho que arrume seu quarto. Nesse momento, o filho tem um ataque de raiva, chora, grita e se nega a arrumá-lo. A mãe volta atrás na sua decisão. Dessa forma, toda vez que ela fizer uma nova solicitação que desagradar ao filho, este realizará o comportamento aprendido, que será sempre reforçado toda vez que a mãe se desautorizar. A consequência disso é um efeito "bola de neve", e a tendência natural é o agravamento e a piora dos sintomas a cada dia.

Fatores sociais

Não existem padrões sociais definidos, contudo algumas pesquisas científicas identificaram uma relação entre famílias com baixos níveis socioeconômicos e o transtorno desafiador opositivo. Comportamentos agressivos precoces e rejeição no grupo de amigos de escola, por exemplo, são fatores sociais importantes que normalmente precedem um comportamento delinquencial e aumentam as chances do diagnóstico.

Questões sociais como violência doméstica, falta de estrutura familiar, moradia em áreas de grande criminalidade e ambientes familiares em que regras e limites sejam pouco claros

QUAIS SÃO AS CAUSAS DO TDO?

podem contribuir para o desencadeamento dessa condição comportamental. Dessa maneira, filhos que convivem com pais ausentes, negligentes, agressivos, violentos, abusadores, usuários de álcool ou outras drogas, que não dão afeto nem suporte emocional, podem desenvolver o transtorno desafiador opositivo.

Fatores escolares também são descritos como facilitadores do transtorno. Ambientes escolares inadequados, com salas de aula superlotadas, professores despreparados, negligentes, inábeis para lidar com situações-problema, com dificuldade para aplicar disciplina e lidar com alunos com problemas comportamentais, podem favorecer o surgimento do transtorno.

CAPÍTULO 7

QUAIS SÃO AS CONSEQUÊNCIAS DO TRANSTORNO DESAFIADOR OPOSITIVO?

O curso e a evolução do transtorno desafiador opositivo são variáveis. Formas leves apresentam melhores prognósticos e evoluções positivas, enquanto sintomas mais severos tendem a cronificar, quando não tratados.

Crianças com início precoce e sintomas severos do transtorno desafiador opositivo, incluindo brigas corporais, agressividade, pais usuários de drogas e de nível socioeconômico e cultural menos favorecido, têm maior risco de piora do quadro e futuro

O REIZINHO HIPERATIVO

desenvolvimento do transtorno de conduta na adolescência. Por volta de 67% das crianças com o diagnóstico de transtorno desafiador opositivo deixarão de apresentar os sintomas nos anos seguintes, desde que acompanhados por terapia, enquanto o restante poderá perpetuar os sintomas ou intensificá-los até se transformar em transtorno de conduta. Dessa forma, cerca de 30% das crianças com diagnóstico inicial de transtorno desafiador opositivo evoluirão para o transtorno de conduta na adolescência, e naquelas em que o início dos sintomas opositivos e desafiadores se iniciaram precocemente, antes dos 8 anos, o risco de evolução para o transtorno de conduta será muito maior. Quando o transtorno desafiador opositivo não é tratado, a evolução para o transtorno de conduta pode ocorrer em até 75% dos casos. Diante disso, diversos autores consideram o transtorno desafiador opositivo um antecedente evolutivo do transtorno de conduta. Logo, o diagnóstico e o tratamento precoces poderiam exercer um importante papel preventivo com o manejo desses sintomas.

Essas crianças também apresentam incidência maior de transtornos comportamentais associados no decorrer dos anos, principalmente para o transtorno de déficit de atenção/hiperatividade, do humor e ansiedade. O grau de agressividade, uso de drogas e presença de família disfuncional, hostil, violenta ou negligente contribuem para um pior prognóstico do portador do transtorno desafiador opositivo.

Aproximadamente 10% das crianças com transtorno desafiador opositivo, após evoluírem para o de conduta, terão uma evolução para o transtorno de personalidade antissocial, também chamado de sociopatia, outra condição comportamental gravíssima e que será abordada em detalhes nos capítulos seguintes.

QUAIS SÃO AS CONSEQUÊNCIAS DO TDO?

O prognóstico do transtorno desafiador opositivo é variável e dependerá de uma série de elementos, havendo melhor prognóstico para aqueles em que os sintomas são menos severos, quando existe um ambiente familiar estável e positivo, não há histórico de sociopatia entre pais e cuidadores, o nível socioeducacional e econômico são mais favoráveis, o coeficiente de inteligência da criança é normal e há poucos sintomas de outros transtornos comportamentais, como o TDAH.

Para aqueles estudantes submetidos a intervenções precoces, isto é, quando o início do tratamento ocorre logo após o aparecimento dos sintomas, o prognóstico é mais favorável e apresenta melhores resultados terapêuticos.

CAPÍTULO 8

O QUE É O TRANSTORNO DE CONDUTA?

— Calem a boca, vocês dois! Essa foi a frase mais ouvida durante aquele atendimento médico na Barra da Tijuca. Tive de solicitar a saída do jovem de 14 anos do consultório para dar continuidade à entrevista com seus pais, que pareciam desconsolados e não sabiam mais o que fazer com o filho.

As dificuldades com Tito iniciaram com os sintomas de oposição e desafio aos 6 anos. O quadro foi evoluindo com o avanço da idade: desinteresse pelos estudos, desafio às regras, discussões com adultos, agressividade e suspensões por mau comportamento eram frequentes na vida do jovem e sempre

O REIZINHO HIPERATIVO

culminavam com a expulsão dos colégios em que estudava. Os atos de vandalismo, como pichações de muros da vizinhança e pequenos furtos, também estavam presentes, sempre acompanhado por uma turma de amigos. Na semana anterior, agredira a mãe com um violento tapa no rosto, após discussão motivada pelo afogamento intencional do cachorro da família na piscina de casa.

Esse caso exemplifica a evolução de um quadro comportamental iniciado pelo menos oito anos antes dessa situação atual. Estou falando do transtorno de conduta, uma condição comportamental muito grave e considerada um quadro evolutivo do transtorno desafiador opositivo. Trata-se de um conjunto de alterações comportamentais apresentado por algumas crianças e adolescentes no qual há conduta agressiva, desafiadora e antissocial, em que direitos básicos alheios, regras e normas sociais são violados. É um quadro mais grave quando comparado ao transtorno desafiador opositivo, sendo responsável por frequente encaminhamento aos serviços de saúde mental da infância e da adolescência.

Mais prevalente no sexo masculino, acredita-se que aproximadamente 9% dos meninos e 4% das meninas com menos de 18 anos tenham o transtorno. Os meninos apresentam os sintomas mais cedo, entre os 10 e 12 anos, ao passo que nas meninas eles aparecem entre 12 e 16 anos. Os sinais do transtorno de conduta são mais frequentes nos adolescentes masculinos, sendo a agressão física contra colegas e problemas de relacionamento as características iniciais.

Observamos diariamente nos noticiários policiais exemplos clássicos de comportamento delinquencial: jovens que depre-

O QUE É O TRANSTORNO DE CONDUTA?

dam e destroem patrimônios públicos, picham muros, furtam carros e se envolvem em brigas em bares, boates e eventos sociais, furtam residências e entram para o tráfico de drogas. Muitos desses jovens apresentam o transtorno de conduta.

A violação de regras é o componente marcante desse problema. Quem sofre dele apresenta comportamento antissocial, com agressão física e comportamento cruel contra outras pessoas e animais, não demonstra sentimento de culpa ou remorso pelos seus atos, é negativista, desafiador, hostil e pode realizar atos de vandalismo, furtos e destruição de patrimônio alheio. Roubos frequentes em lojas de departamento ou de objetos pessoais de colegas em sala de aula, além de violência e intimidações contra outros estudantes, podem ser observados em quadros iniciais do transtorno de conduta. Com frequência, esses jovens têm dificuldade em interações sociais, poucos amigos e sintomas como baixa autoestima e pouca tolerância à frustração, à irritabilidade e a explosões de raiva. Todas essas causas culminam em comportamentos delinquenciais, provocações de brigas corporais em ambiente escolar ou na rua, inclusive com a utilização de armas como faca, bastão ou de fogo.

Na escola

Na escola, o desempenho escolar está comprometido na maioria das vezes, pois não participam das aulas nem realizam trabalhos ou deveres. Entre esses alunos, é grande a incidência de abandono e reprovação. Pode ser observada uma postura agressiva contra outros estudantes. Intimidações, ameaças e

O REIZINHO HIPERATIVO

agressões físicas, verbais e morais ocorrem com frequência, sendo considerados praticantes de bullying. Agressão contra professores e funcionários também são comuns. Mentiras, fugas, destruição de carteiras, roubo e furto de objetos pessoais de colegas, uso de álcool e de outras drogas, bem como formação de verdadeiras gangues de jovens, também podem ocorrer na escola que frequentam.

Transtorno de conduta na escola

- ☐ Transtorno de conduta na escola
- ☐ Mentiras
- ☐ Brigas corporais
- ☐ "Matar" aula"
- ☐ Destruição de carteiras
- ☐ Roubo de material escolar
- ☐ Agressividade e ameaças contra professores e alunos
- ☐ Hostilidade com colegas de turma
- ☐ Consumo de álcool e de outras drogas
- ☐ Desempenho escolar fraco
- ☐ Isolamento social
- ☐ Autor de bullying

Assim como no caso do desafiador opositivo, não existe uma causa específica para esse transtorno, mas acredita-se que vulnerabilidades genéticas estariam associadas a fatores ambientais ou estressores sociais que funcionariam como desencadeadores.

O QUE É O TRANSTORNO DE CONDUTA?

Tais estressores sociais frequentemente envolvidos no desencadeamento do transtorno de conduta estão ligados a ambientes familiares caóticos, com a presença de violência doméstica representada por pais agressivos, negligentes e ausentes. Esses fatos colaboram para a criação de um modelo comportamental nos filhos, que passam a apresentar atos semelhantes no ambiente escolar e em situações sociais de modo geral.

Famílias instáveis, com brigas conjugais, pais abusadores de álcool ou de outras drogas, assim como abuso físico ou sexual na infância, podem contribuir para o desenvolvimento do transtorno de conduta, que é mais comum nas classes socioeconômicas menos favorecidas, em que a violência pode estar mais presente.

Outros transtornos comportamentais na infância e na adolescência estão muitas vezes associados ao de conduta. Entre eles, os mais comuns são os de humor, ansiedade, aqueles causados por uso de drogas e o TDAH — a principal condição associada, presente em até 70% dos casos.

Alguns fatores são considerados de mau prognóstico ao transtorno de conduta, como início precoce dos sintomas, baixo nível intelectual e econômico, falta de apoio familiar, envolvimento judicial precoce, grande agressividade, uso de álcool e outras drogas, associação com outros transtornos comportamentais. O transtorno de conduta está relacionado a maior risco de criminalidade na idade adulta, uso abusivo de drogas, menos anos de educação, índices mais elevados de desemprego e prejuízos nos relacionamentos sociais.

O curso desse transtorno é variável, podendo regredir ou continuar na idade adulta. Nos casos em que há continuação dos sintomas, a evolução para dependência química de drogas

O REIZINHO HIPERATIVO

e para o transtorno de personalidade antissocial pode ocorrer com frequência. Alguns estudos apontam que cerca de 40% dos adolescentes com transtorno de conduta evoluem para o de personalidade antissocial na idade adulta. Quanto mais precocemente o adolescente for diagnosticado e tratado, maiores serão as chances de ser reintroduzido e readaptado ao convívio em sociedade.

CAPÍTULO 9

O QUE É O TRANSTORNO DE PERSONALIDADE ANTISSOCIAL?

O termo "personalidade" é definido como a somatória de traços emocionais e comportamentais que caracterizam a pessoa em sua vida cotidiana. O transtorno de personalidade é uma variação desses traços de caráter, destoando, de maneira geral, do comportamento da maioria das pessoas. Essa alteração dos traços da personalidade causa uma mudança no funcionamento social da pessoa, o que leva a um padrão estranho, inflexível e mal-ajustado de relacionamento.

O transtorno de personalidade antissocial, também conhecido como sociopatia ou psicopatia, se refere às pessoas adultas que

57

praticam atos ilícitos, criminosos e que apresentam uma incapacidade de respeitar normas e regras sociais. É importante salientar que o sociopata ou psicopata não tem deficiência ou retardo mental; pelo contrário, são muito inteligentes e utilizam essa capacidade intelectual, muitas vezes acima da média, para ludibriar e enganar outras pessoas. Também não apresentam alucinações ou delírios, característico dos portadores de esquizofrenia.

O transtorno de personalidade antissocial está presente em até 3% dos homens e 1% das mulheres, sendo mais prevalente em áreas urbanas pobres. Alguns estudos descrevem que pessoas com o transtorno de personalidade antissocial podem representar até 75% da população carcerária. Análises científicas identificam uma questão biológica importante ao descrever que o transtorno da personalidade antissocial é mais comum entre membros da mesma família, principalmente entre parentes de primeiro grau desses indivíduos, do que na população geral.

Outros estudos constatam que o ambiente doméstico também influencia no aumento do risco de desenvolvimento desse problema. Assim como no desafiador opositivo e no de conduta, lares hostis, agressivos e violentos estão mais relacionados ao desenvolvimento do transtorno de personalidade antissocial. Aliás, essas condições comportamentais na infância e na adolescência são consideradas de risco para a personalidade antissocial, sendo o transtorno de conduta um preditor importante, visto que pode evoluir para esse transtorno de personalidade em mais de um terço dos casos, enquanto o desafiador opositivo está diretamente relacionado com o de personalidade antissocial em até 10% dos casos.

O QUE É O TRANSTORNO DE PERSONALIDADE ANTISSOCIAL?

Esses pacientes podem apresentar um comportamento agradável, sedutor e cativante, mas que esconde uma personalidade manipuladora e egoísta. São muito inteligentes e têm alto poder de convencimento, capazes de atrair suas vítimas para esquemas fraudulentos ou atos criminosos graves, enganando e ludibriando para tirar proveito próprio. Grandes vigaristas, golpistas, estelionatários e falsários ilustram bem esse perfil psicológico. Tais pessoas são consideradas frias, calculistas, e apresentam uma ausência completa de remorso por seus atos. Mentiras, irritabilidade, agressividade e brigas corporais são outras características observadas no transtorno de personalidade antissocial.

Seus relacionamentos amorosos são superficiais, egoístas, e o abandono de seus pares ocorre frequentemente. Quando tem filhos, o sociopata pode demonstrar uma postura autoritária, negligente, irresponsável e inconsequente.

O curso do diagnóstico é crônico, podendo ocorrer diminuição dos sintomas com o avanço da idade. Condições associadas, como uso abusivo de álcool e outras drogas, ocorrem com frequência, além de quadros depressivos. O tratamento é muito difícil, visto que esses pacientes dificilmente buscam ou aceitam auxílio médico e psicológico, pois não conseguem identificar seus comportamentos como problemáticos. Entretanto, poderiam se beneficiar de intervenções psicoterapêuticas e medicamentos para controle da agressividade, da ansiedade ou da depressão.

PARTE 3

COMORBIDADES E AVALIAÇÃO
DIAGNÓSTICA

CAPÍTULO 10

EXISTEM TRANSTORNOS ASSOCIADOS?

Portadores de TDAH e transtorno desafiador opositivo muitas vezes apresentam comorbidades, isto é, a presença de outros problemas comportamentais associados. Quando presentes, estes precisam ser tratados concomitantemente, pois podem piorar o funcionamento global da criança ou do adolescente. A comorbidade mais comum envolvendo o TDAH ou o transtorno desafiador opositivo é a própria comorbidade entre elas. Para se ter uma ideia, os portadores de TDAH apresentam também o diagnóstico de transtorno desafiador opositivo em cerca de 30% a 50% dos casos.

O REIZINHO HIPERATIVO

De modo geral, essa associação de patologias do comportamento é muito prejudicial à criança, que tende a apresentar mais agressividade, impulsividade, conflitos com outros estudantes, dificuldade nos relacionamentos sociais e pior desempenho acadêmico. Essa comorbidade piora o prognóstico do tratamento e pode facilitar a evolução do transtorno desafiador opositivo para o de conduta e para o abuso de drogas na adolescência.

Cerca de 20% dos pacientes com TDAH ou transtorno desafiador opositivo começam a fumar na adolescência ou desenvolvem problemas relacionados ao abuso de álcool e outras drogas. Os transtornos do humor, representados pela depressão infantil e pelo transtorno bipolar, também podem estar associados ao TDAH e ao desafiador opositivo. Por essa razão, a avaliação comportamental detalhada, realizada por um médico psiquiatra especialista na infância e na adolescência, ou por um neuropediatra, é essencial para o correto diagnóstico de possíveis condições comorbidas e para o futuro tratamento de sintomas.

Demonstro a seguir um pequeno resumo dos principais transtornos comportamentais na infância frequentemente associados ao TDAH e ao desafiador opositivo.

Depressão infantil

A depressão é um transtorno comportamental que também acomete crianças e adolescentes. Os principais sintomas são: tristeza, falta de motivação, solidão e humor deprimido.

EXISTEM TRANSTORNOS ASSOCIADOS?

Nota-se também, muitas vezes, um humor irritável ou instável. A criança com depressão pode apresentar dificuldade para se divertir, queixando-se de estar entediada ou "sem nada para fazer", e pode rejeitar o envolvimento com outras crianças, dando preferência por atividades solitárias. A queda do desempenho acadêmico quase sempre acompanha o transtorno, porque crianças e adolescentes com depressão não conseguem se concentrar em sala de aula. Há perda do interesse pelas atividades, falta de motivação, pensamento lentificado, e o resultado disso tudo é observado no boletim escolar. A mudança comportamental de uma criança, antes bem socializada e entrosada com o grupo, que passa a se isolar na sala de aula ou no recreio escolar, pode ser um importante sinal de alerta a professores. Esses pacientes podem apresentar mudanças súbitas de comportamento, com explosões de raiva e se envolvendo em brigas no ambiente escolar ou durante a prática desportiva.

Queixas físicas como cansaço, falta de energia, dores de cabeça ou abdominais são comuns. Insônia, preocupações, sentimentos de culpa, baixa autoestima, choro excessivo, hipoatividade, fala em ritmo lento e de forma monótona e monossilábica também ocorrem em grande número de casos. Pensamentos recorrentes de morte, ideias e planejamento de suicídio podem estar presentes em todas as idades, e os atos suicidas tendem a ocorrer com maior frequência entre adolescentes com depressão. Comportamentos de risco durante a adolescência são comuns, mas podem se acentuar durante episódios depressivos, como a prática sexual promíscua sem proteção e o abuso de álcool e de outras drogas.

O REIZINHO HIPERATIVO

Depressão na escola

- ❏ Tristeza
- ❏ Falta de motivação
- ❏ Isolamento em sala de aula e no recreio
- ❏ Fala em ritmo lento, monótona
- ❏ Queixas físicas (dores de cabeça, dores musculares)
- ❏ Choro fácil
- ❏ Queda do rendimento escolar
- ❏ Irritabilidade
- ❏ Impulsividade
- ❏ Brigas
- ❏ Pensamentos recorrentes de morte

Transtorno bipolar do humor

O transtorno bipolar na infância é uma condição comportamental grave que apresenta como característica principal a fase maníaca, com oscilações do humor, que pode se apresentar exaltado ou irritável. Essa mudança súbita comumente produz ataques prolongados de raiva, chamados de "tempestades comportamentais", que são períodos de muita irritabilidade, verdadeiras explosões, representadas por ataques de fúria, impulsividade, instabilidade emocional, normalmente envolvendo brigas violentas com colegas e familiares. Esse temperamento agressivo provoca piora dos sintomas opositivos e desafiadores que estão muitas vezes presentes nesses pacientes.

EXISTEM TRANSTORNOS ASSOCIADOS?

Outros sintomas comuns são: conflito de ideias, insônia, envolvimento excessivo em atividades prazerosas que apresentam potencial elevado de consequências negativas, afeto inapropriado, excitabilidade, fala acelerada e agitação psicomotora. Também podem ocorrer oscilações com fases ou períodos de depressão, quando a criança apresentará os sintomas clássicos da depressão infantil.

Na escola, é observada piora no desempenho acadêmico, acompanhado de grande dificuldade de concentração, hiperatividade, agressividade, labilidade afetiva, autoestima aumentada, hipersexualidade, presença de piadas e diálogos de caráter sexual ou desejos de realização do ato manisfestados por inadequação na maneira de agir e pensar. Pensamentos mágicos com ideias de grandeza, riqueza e poder também podem ocorrer.

Transtorno bipolar na escola

- ☐ Grandiosidade
- ☐ Fala acelerada
- ☐ Distração
- ☐ Agitação e inquietação
- ☐ Mudanças súbitas de humor
- ☐ Auto-estima aumentada
- ☐ Necessidade de "aparecer e ser o centro das atenções"
- ☐ Irritabilidade
- ☐ Instabilidade emocional
- ☐ Agressividade e acessos de raiva
- ☐ Hipersexualidade

Transtorno de ansiedade generalizada

O transtorno de ansiedade generalizada é caracterizado por excessiva preocupação, ansiedade e intensa dificuldade para controlá-la. Essas crianças estão frequentemente preocupadas com múltiplos assuntos — como se o mundo fosse repleto de perigos e problemas —, superestimam situações problemáticas, são negativistas e parecem estar sempre aguardando por eventos catastróficos. Tais preocupações causam dificuldade no funcionamento social, acadêmico e ocupacional dos portadores. O transtorno está relacionado também a sentimentos de apreensão e dúvida, cansaço, fadiga, tensão muscular, distúrbios do sono, dificuldade de concentração e irritabilidade.

Crianças com transtorno de ansiedade generalizada apresentam grande preocupação frente a eventos futuros, como festas e encontros com colegas de escola, ou medos relacionados à possibilidade de rejeição pelo grupo escolar, por exemplo.

Transtorno de ansiedade generalizada na escola

- ❏ Excessiva preocupação
- ❏ Medos
- ❏ Ansiedade
- ❏ Dificuldade de concentração
- ❏ Irritabilidade
- ❏ Tensão muscular

EXISTEM TRANSTORNOS ASSOCIADOS?

Fobia social

A fobia social, também chamada de "timidez patológica", é um transtorno comportamental em que a criança apresenta medo, ansiedade e grande timidez ao se expor em situações sociais. Há o medo de que em algum momento possa agir ou dizer algo embaraçoso, logo evita falar em público e dialogar com figuras de autoridade, como professores, coordenadores, funcionários ou pessoas estranhas. Podem também apresentar dificuldade para comer ou escrever na frente de outros colegas ou para utilizar o banheiro da escola.

Crianças e adolescentes com fobia social apresentam um comportamento evitativo, dificilmente pedem ajuda aos professores quando apresentam dúvidas em sala de aula, negam-se a apresentar trabalhos na frente da sala, não participam de trabalhos em grupo ou atividades esportivas e evitam comparecer a festas de aniversário. De modo geral, relutam em conversar com outros jovens, principalmente do sexo oposto. Além desses sintomas, podem apresentar manifestações somáticas quando expostas a situações sociais como rubor facial, sudorese, tremor, coração acelerado e nervosismo.

O REIZINHO HIPERATIVO

Fobia social na escola

- ☐ Medo
- ☐ Ansiedade
- ☐ Timidez
- ☐ Comportamento evitativo
- ☐ Negam-se a apresentar trabalhos na frente da sala
- ☐ Não participam de trabalhos em grupo ou atividades esportivas

Dislexia

A dislexia é um transtorno específico da leitura, caracterizado por dificuldades de reconhecimento de letras, decodificação e soletração de palavras. Tais alterações são decorrentes de um comprometimento no desenvolvimento de habilidades fonológicas. Essas dificuldades provocam prejuízos desde a alfabetização até a idade adulta, por isso merecem atenção especial de educadores e pais. O transtorno afeta de 3% a 4% das crianças em idade escolar e acomete mais meninos do que meninas.

O aluno com esse distúrbio tem dificuldade para analisar conteúdos e pode apresentar uma leitura lenta — por exemplo, dificuldade de ver um filme legendado —, bem como problemas para entender enunciados e frases, aprender outros idiomas e escrever, pois invertem, trocam ou omitem letras durante a elaboração de textos. Algumas dificuldades básicas muito observadas em crianças com dislexia são: leitura lenta,

EXISTEM TRANSTORNOS ASSOCIADOS?

com pouca entonação de voz e monossilábica; tropeços na leitura de palavras longas; tentativa de adivinhação de palavras; e, muitas vezes, uso do contexto para entender o que está sendo lido.

Dislexia na escola

- ❑ Dificuldade de alfabetização
- ❑ Dificuldade na separação e sequenciar sons e palavras
- ❑ Dificuldade para ler, escrever e soletrar
- ❑ Dificuldade em copiar do quadro
- ❑ Dificuldade no enunciado de palavras
- ❑ Dificuldade no aprendizado de outros idiomas
- ❑ Leitura vagarosa e com erros

Drogas

Vários estudos apontam para a associação do TDAH e do transtorno desafiador opositivo com o uso de drogas na adolescência. Para se ter uma ideia, algumas pesquisas internacionais revelam que entre 20% e 40% dos pacientes alcoólatras ou usuários de cocaína apresentam um histórico de TDAH na infância. A adolescência, por si só, é um grande fator de risco para o consumo de drogas. Trata-se de uma fase de grandes modificações físicas e comportamentais, em que o jovem tenta criar sua própria identidade, sua personalidade, e não aceita mais passivamente ordens e orientações dos pais,

O REIZINHO HIPERATIVO

identificando-se mais com o grupo de amigos e apto a novas experiências, riscos e desafios.

Tais fatores de risco se aplicam a todos os jovens, mas adolescentes com o diagnóstico de TDAH ou transtorno desafiador opositivo experimentam drogas mais precocemente, usam-nas em maior quantidade, tornam-se mais dependentes e demoram mais tempo para buscar tratamento. Esses fatos estariam relacionados a uma tendência maior de automedicação, na busca por alívio dos sintomas de inquietação motora, hiperatividade e agitação que o TDAH manifesta. Há também uma menor percepção do abuso, maior dificuldade de cessação do uso e menor senso crítico na escolha do grupo de amigos.

Por essa razão, a investigação de quadros associados ao TDAH e ao transtorno desafiador opositivo também deve ser realizada para fins terapêuticos e de prognóstico, pois comorbidades produzem maior dificuldade de adesão ao tratamento, além de influenciar no curso do transtorno com aumento das chances do envolvimento com drogas durante a adolescência. Dessa forma, o trabalho de identificação precoce do TDAH e do transtorno desafiador opositivo pode ser uma medida importante na prevenção ao uso de drogas na adolescência. Não que o tratamento dessas duas condições comportamentais impeça o desencadeamento do uso de drogas, visto que esse uso depende de diversos outros fatores, como descrito anteriormente. Entretanto, pode diminuir consideravelmente as chances de o jovem se tornar um abusador ou dependente de álcool ou de outras drogas.

EXISTEM TRANSTORNOS ASSOCIADOS?

Drogas na escola

☐ Confusão mental
☐ Diminuição do juízo crítico
☐ Prejuízo na coordenação motora
☐ Prejuízo na habilidade de tomar decisões
☐ Prejuízo no tempo de reação a estímulos
☐ Prejuízo de atenção, concentração e memória

Comportamento bullying

Além dos transtornos supracitados, um comportamento muitas vezes associado ao TDAH e ao transtorno desafiador opositivo é o bullying. Trata-se de um termo em inglês, ainda sem tradução para o português, que significa um comportamento agressivo entre estudantes. São atos de agressão física, verbal ou moral que ocorrem de modo repetitivo, sem motivação evidente e executados por um ou vários estudantes contra outro, numa relação desigual de poder, normalmente dentro da escola.

O bullying está relacionado a comportamentos agressivos e hostis de alunos que se julgam superiores aos colegas, acreditam na impunidade de seus atos dentro da escola e muitas vezes pertencem a famílias desestruturadas, convivendo com pais opressores, agressivos e violentos.

Os alvos de bullying, quase sempre, são jovens tímidos, quietos, inseguros, retraídos, pouco habilidosos socialmente, de poucas amizades e que são facilmente intimidados e incapazes de reagir aos atos de agressividade. Quase sempre, são mais

O REIZINHO HIPERATIVO

fracos, jovens e menores que os agressores, o que lhes dificulta a defesa.

Portadores de TDAH e transtorno desafiador opositivo costumam ser associados a esses autores de bullying, sobretudo quando apresentam sintomas intensos de impulsividade e hiperatividade.

Bullying na escola

- ❑ Excluir
- ❑ Perseguir
- ❑ Ofender
- ❑ Isolar
- ❑ Intimidar
- ❑ Furtar
- ❑ Quebrar objetos pessoais
- ❑ Humilhar
- ❑ Discriminar
- ❑ Assediar
- ❑ Apelidar

CAPÍTULO 11

COMO SE FAZEM OS DIAGNÓSTICOS?

O processo diagnóstico envolvendo toda a avaliação comportamental infantil é uma questão muito importante, pois muitas vezes eu me deparo com crianças e adolescentes erroneamente diagnosticados. Um dos motivos desses erros é o fato de que o TDAH e o transtorno desafiador opositivo se popularizaram nos últimos anos. Assim, muitos profissionais não especialistas passaram a "diagnosticar" essas condições comportamentais das mais absurdas e variadas formas possíveis, por meio de exames como o eletroencefalograma ou laboratoriais e também por meio de estudos sofisticados de imagem cerebral, como ressonância magnética

O REIZINHO HIPERATIVO

ou tomografia computadorizada, mas que não são capazes de oferecer diagnóstico. Outra estratégia errada bastante utilizada por muitos profissionais é a simples aplicação de *checklists* ou escalas padronizadas.

É muito importante dizer que não existem exames laboratoriais ou de imagem que realizem diagnósticos comportamentais. Exames de eletroencefalograma, tomografia computadorizada, ressonância magnética, dosagens sanguíneas de serotonina ou noradrenalina não fazem diagnóstico. Na verdade, os diagnósticos de problemas comportamentais são essencialmente clínicos. Quando estou avaliando uma criança, costumo realizar a seguinte pergunta:

— Você sabe o que um detetive faz?

Quase sempre, elas respondem:

— Ele faz perguntas e investiga o mistério.

Bem, é exatamente este meu trabalho: de detetive. Um estudo investigativo em que tento obter o máximo de informações a respeito daquela criança ou adolescente em avaliação. Quanto mais informações tenho, maiores serão as chances de realizar uma boa investigação clínica e de acertar o diagnóstico, e menores as chances de eu cometer erros nesse processo investigativo.

Essa investigação de "detetive" deve envolver um detalhado estudo clínico, uma avaliação comportamental completa, a qual divido basicamente em cinco etapas: avaliação com pais ou responsáveis, avaliação da escola, avaliações complementares, aplicação complementar de escalas padronizadas para TDAH e para transtorno desafiador opositivo, além da avaliação clínica da criança ou do adolescente.

COMO SE FAZEM OS DIAGNÓSTICOS?

Etapa 1: Avaliação com pais ou responsáveis

No primeiro momento, uma entrevista inicial com os pais deve ser realizada sem a presença da criança, para que os responsáveis tenham a liberdade de expor suas queixas, preocupações, angústias e dúvidas. Muitas vezes, os pais se sentem inibidos de expor conflitos domésticos, situações problemáticas ou acontecimentos recentes na presença do filho ou da filha, de modo que o melhor é não expor a criança em um primeiro momento. A avaliação com os pais deve abranger uma história detalhada de todo o desenvolvimento da criança ou do adolescente, desde a história gestacional da mãe até os dias atuais. A identificação de possíveis problemas de saúde da mãe durante o período gestacional, assim como o uso de medicamentos, álcool, tabaco e outras drogas pela gestante, além de informações sobre o parto e as condições da criança no momento do nascimento, são muito importantes de serem colhidas, visto que alterações nesse período podem estar associados a problemas comportamentais da infância.

O histórico do desenvolvimento do bebê, seu acompanhamento pediátrico e marcos do desenvolvimento motor, como a idade em que a criança começou a andar e a falar, por exemplo, são também documentadas. Posteriormente, será investigada a história atual e pregressa dos sintomas no ambiente familiar e escolar. A queixa principal dos pais deve ser estudada. O que motivou a busca por ajuda médica? Qual é o principal motivo da avaliação? Quais são os sintomas, as queixas, os prejuízos acadêmicos e sociais? Quais são as principais preocupações e angústias?

Etapa 2: Avaliação da escola

Na segunda etapa da investigação diagnóstica, será solicitada uma avaliação escolar, pois é o local onde o paciente sob investigação passa a maior parte do tempo sob olhares atentos de seus professores e coordenadores pedagógicos. Além disso, muitas vezes o aluno fica mais tempo com os professores do que com os próprios pais, que trabalham o dia todo. Dessa forma, a avaliação escolar é uma ferramenta importantíssima para uma boa avaliação comportamental infantojuvenil.

O objetivo dela é obter o máximo de informações sobre o estudante. Por essa razão, o professor deve se sentir à vontade para passar ao papel tudo aquilo que julgar importante. Logo, a avaliação escrita e dissertativa é a melhor opção.

Essa avaliação deve envolver aspectos acadêmicos e sociais do estudante, desde o momento de sua chegada à escola até o de sua partida. A ideia é conhecer o jovem sob a óptica do educador. Quem é esse aluno sob avaliação? Onde ele se senta em sala? Quem são seus amigos? Ele é bem aceito pelo grupo? É excluído? Tímido? Extrovertido? Agressivo? Educado? Como chega à escola? Como se comporta em sala de aula? E no recreio? Fica sozinho? Fica com o grupo? Tem amigos? É líder? É agredido pelos colegas?

Quanto mais informações, melhor será a avaliação comportamental desse estudante. Será como se tivéssemos um "retrato falado" do comportamento do aluno na escola.

COMO SE FAZEM OS DIAGNÓSTICOS?

Etapa 3: Avaliações complementares

Outras avaliações podem ser solicitadas, caso o jovem esteja em acompanhamento de outros profissionais, como psicólogo, fonoaudiólogo, fisioterapeuta e professores particulares, entre outros. Esses profissionais podem oferecer informações muito valiosas para complementar a avaliação comportamental.

Escalas de avaliação padronizadas para pais e professores sob o formato de *checklists* ou múltipla escolha também podem ser utilizadas, entretanto muitas delas se mostram pouco fidedignas para avaliar o comportamento do aluno, pois nem sempre a alternativa existente na escala corresponde exatamente ao que o professor observa no comportamento do aluno, por exemplo. Como descrito antes, uma avaliação escrita e dissertativa, em que o profissional da educação tem total liberdade para expressar suas observações com suas próprias palavras, pode ser a estratégia mais interessante.

Em outros casos, familiares, amigos e vizinhos, por exemplo, podem oferecer dados importantes e contribuir para a investigação clínica. Lembro-me de um episódio em que a mãe de um paciente, o pequeno Antônio, no momento da primeira consulta, me informou que o "tio da *van*" precisava falar comigo. Achei muito interessante o fato de o motorista do transporte escolar desejar se comunicar com o médico. Com certeza havia alguma informação que a mãe não tinha como saber, nem o pai, nem a escola. Algo que só ocorria durante o transporte escolar; portanto, algo com que apenas o "tio da *van*" poderia me ajudar. E assim foi feito. Conversei com ele e obtive dados enriquecedores para a avaliação do pequeno Antônio.

O REIZINHO HIPERATIVO

Etapa 4: Aplicação complementar de escalas padronizadas

Segundo a Academia Americana de Psiquiatria da Infância e da Adolescência, a Associação Psiquiátrica Americana e a Organização Mundial de Saúde, são utilizados critérios diagnósticos padronizados para auxiliar na investigação dos sintomas de TDAH e do transtorno desafiador opositivo.

Vale lembrar mais uma vez que a aplicação isolada desses questionários não é suficiente para realizar os diagnósticos, mas pode ser mais uma valiosa ferramenta investigativa para auxiliar na identificação de sintomas e colaborar para a investigação clínica.

Etapa 5: Avaliação da criança/adolescente

Nesse momento, contando com um conjunto de informações oferecidas por pais ou responsáveis, escola, demais profissionais e escalas padronizadas, a criança ou o adolescente será avaliado. Sua capacidade e habilidade de comunicação, interação social, atenção, memória, pensamento, inteligência, linguagem, afetividade e humor serão investigados.

O objetivo final da avaliação comportamental infantil é identificar possíveis transtornos comportamentais, entre eles o TDAH e o transtorno desafiador opositivo, assim como investigar outras condições ambientais e problemas domésticos, por exemplo, que poderiam interferir negativamente na vida e no desenvolvimento acadêmico e social da criança ou do adolescente.

COMO SE FAZEM OS DIAGNÓSTICOS?

Questões importantes relativas ao TDAH

Dedico os próximos parágrafos a descrever questões importantes relacionadas à avaliação e ao diagnóstico do transtorno de TDAH, e um ponto fundamental para isso é a frequência dos sintomas, pois é natural que crianças, adolescentes ou adultos tenham algumas dessas características.

Uma vez que as causas estão relacionadas a fatores genéticos e biológicos, podemos concluir que ninguém se transforma em portador de TDAH. Quem apresenta esse diagnóstico, nasce com ele. Logo, as pessoas com o transtorno devem apresentar alguns dos sintomas supracitados durante a infância.

Outra informação importante é a identificação de prejuízos em dois ou mais contextos — por exemplo, na escola e em casa. A manifestação de sintomas apenas na escola ou em casa pode esconder outros problemas comportamentais que não o TDAH. Seria como se existisse alguém com hipertensão arterial ou diabetes somente no local de trabalho, algo impossível. Assim também ocorrerá com a sintomatologia de uma pessoa com TDAH.

Outro aspecto que pode aparecer durante a avaliação é a identificação da chamada "atenção seletiva". É muito comum eu deparar com pais que afirmam:

— Meu filho não tem TDAH, porque no videogame ele é o melhor, a concentração é extraordinária. Ele fica horas atento ao computador também. Essa desatenção na escola é malandragem.

Muitas crianças com TDAH conseguem ficar atentas a videogame e computador porque são atividades prazerosas,

O REIZINHO HIPERATIVO

estimulantes e recompensantes. É o que chamamos de "atenção seletiva". O problema é que, na escola, no dever de casa ou nos estudos, elas não conseguem sustentar a atenção por muito tempo, já que a atividade escolar é desestimulante e considerada chata pelo aluno.

Outros diagnósticos podem "simular" os sintomas de TDAH e devem ser afastados durante a avaliação. Às vezes, vemos crianças com sintomas de desatenção e hiperatividade, mas que apresentam outra causa para essa sintomatologia que não o TDAH. Para citar dois exemplos clássicos, temos crianças com deficiência intelectual leve ou transtorno do espectro autista. Apesar de apresentarem sintomas de desatenção, hiperatividade e impulsividade, as causas desses sintomas são outras, assim como o enfoque do tratamento.

Durante o processo de avaliação comportamental, costumamos identificar perfis distintos entre os portadores de TDAH. O mais comum é a identificação de crianças e adolescentes com uma mistura de sintomas de desatenção e hiperatividade. Esses pacientes apresentam maior prejuízo no funcionamento global e há grandes problemas acadêmicos e sociais, sendo um dos principais motivos de encaminhamento aos serviços de neuropediatria e psiquiatria da infância e da adolescência.

Outro perfil de portadores são aqueles mais hiperativos e impulsivos, com poucos sintomas de desatenção. Crianças com esse diagnóstico tendem a ser mais agressivas e com maiores taxas de rejeição entre os colegas por serem mais agitadas, inquietas e com baixo limiar de frustração.

Um terceiro grupo apresenta predomínio de sintomas de desatenção e poucos sintomas de hiperatividade/impulsividade.

COMO SE FAZEM OS DIAGNÓSTICOS?

Trata-se do tipo mais comum no sexo feminino, e seus portadores têm muitos prejuízos acadêmicos. São crianças desorganizadas, esquecidas, facilmente distraídas, que cometem erros por descuido, não copiam nem executam o dever. Temos de prestar atenção a elas, pois muitas vezes são rotuladas de "burrinhas" ou "lentas". Na verdade, aí se esconde um grave transtorno comportamental, que, por não apresentar hiperatividade, pode passar despercebido, fazendo com que a busca por tratamento leve muito tempo.

Acompanhe o caso clínico a seguir.

Caso clínico

Fernanda é uma criança de 9 anos, aluna do quarto ano do ensino fundamental de uma escola particular do Rio de Janeiro. Apesar de se sentar na primeira carteira, próxima à professora, estava sempre atrasada na cópia do quadro e apresentava um desempenho acadêmico muito ruim.

Sempre calma, o comportamento de Fernanda era considerado normal. Ela nunca conversava durante as explicações da professora e parecia estar atenta às suas orientações. Entretanto, as notas baixas, os trabalhos incompletos e a dificuldade para completar deveres escolares eram queixas frequentes da professora, que a considerava "lenta" e imatura. Fernanda era também chamada constantemente de "burrinha" por algumas colegas de sala.

A mãe procurou minha ajuda e iniciamos uma avaliação cuidadosa da pequena Fernanda. Ela apresentava um prejuízo

O REIZINHO HIPERATIVO

muito grande na autoestima: estava triste e se considerava incapaz de acompanhar os colegas, pois dizia se esforçar muito, mas as notas eram sempre ruins.

— Tio, sou muito burra — desabafou ela durante uma das consultas.

Entrevistei a família, a escola e pude excluir questões clínicas como deficiência visual e auditiva por meio de avaliações complementares.

Depois de detalhada investigação, concluí que a pequena Fernanda não apresentava outros problemas específicos de aprendizagem ou de inteligência, mas é portadora de TDAH com predomínio de sintomas de desatenção. Após o correto diagnóstico, Fernanda iniciou o tratamento e teve uma melhora acadêmica significativa. Seu relacionamento social melhorou muito na escola, assim como sua autoestima.

PARTE 4

TRATAMENTO

CAPÍTULO 12

COMO É O TRATAMENTO DO TDAH?

Associação Americana de Pediatria afirma que o objetivo primário do tratamento do transtorno de déficit de atenção/hiperatividade é melhorar o funcionamento da criança em todas as áreas de sua vida, portanto o progresso do tratamento deve ser medido pela melhoria no relacionamento com pais, irmãos, professores e amigos; pela diminuição do comportamento opositivo e desafiador; pela melhoria do desempenho acadêmico, com o aumento da atenção e a diminuição da inquietação, da agitação e do comportamento hiperativo. Outros aspectos relativos ao sucesso terapêutico é a expansão da independência nos cuidados pessoais e na execução de deveres de casa, por exemplo.

O REIZINHO HIPERATIVO

Com a melhoria nos aspectos sociais e acadêmicos, devemos observar também uma grande melhora na autoestima.

Vale a pena ressaltar que, uma vez que estamos falando de um transtorno comportamental de origem genética, muitas vezes podemos nos deparar com pais com o mesmo diagnóstico do filho. Assim, o tratamento de pais portadores do transtorno de déficit de atenção/hiperatividade também é muito importante para o sucesso terapêutico da criança ou do adolescente. Além disso, questões familiares, como conflitos e brigas entre pais, abuso de álcool e de outras drogas ou problemas psicológicos identificáveis, devem ser concomitantemente tratados.

Tratamento medicamentoso

O tratamento com medicamentos para o TDAH são as intervenções mais estudadas dentro da medicina do comportamento infantil. Apesar de inúmeras pesquisas científicas internacionais comprovarem a eficiência, a segurança e a necessidade do uso de medicamentos estimulantes para o tratamento do TDAH, até cerca de vinte anos atrás existia muita polêmica com relação ao melhor tratamento disponível para o transtorno. Para esclarecer essa dúvida, um grande estudo denominado MTA foi realizado nos Estados Unidos.

O que é o estudo MTA?

O estudo MTA (*The Multimodal Treatment Study of Children with ADHD*), ou estudo multimodal de tratamento de crianças

COMO É O TRATAMENTO DO TDAH?

com TDAH, foi uma pesquisa multicêntrica, realizada em seis centros de pesquisa, que envolveu inicialmente 579 crianças, separadas aleatoriamente em quatro braços de pesquisa. O objetivo era determinar qual seria a melhor estratégia de tratamento para o problema comportamental. Um dos grupos receberia apenas o medicamento estimulante como forma de tratamento. O segundo, somente acompanhamento psicoterapêutico comportamental. O terceiro, medicamento e acompanhamento psicoterapêutico comportamental. E o quarto, o chamado tratamento comunitário, em que as crianças eram acompanhadas por médicos não especialistas e, de modo geral, recebiam dosagens medicamentosas consideradas baixas pelos pesquisadores, além de não disporem de informações psicoeducativas sobre o transtorno.

Os primeiros resultados publicados há vinte anos revelaram que todos os braços de pesquisa evidenciavam alguma melhora nas crianças pesquisadas, mas o tratamento medicamentoso se mostrou superior, quando comparados às outras opções terapêuticas. Além disso, uma análise posterior, após dois anos do início do estudo, identificou que aqueles pacientes medicados continuavam apresentando melhores resultados, quando comparados aos outros grupos de pesquisa.

Os resultados do estudo MTA não desqualificam as outras estratégias de tratamento, mas evidenciam a medicação como o principal tratamento para o TDAH. O estudo valoriza também a importância do tratamento em conjunto com a utilização de técnicas comportamentais e medidas psicoeducativas, a que dedico os próximos capítulos.

Assim, o tratamento de TDAH deve envolver uma abordagem multidisciplinar, associando o uso de medicamentos a intervenções psicoeducativas e psicoterápicas.

Os medicamentos são conhecidos há muito tempo?

As medicações de primeira escolha para o TDAH são os estimulantes, e o primeiro relato na medicina da utilização desses fármacos data de 1937, quando o médico americano Charles Bradley publicou um artigo, em Rhode Island, reportando sobre um grupo de crianças hiperativas que melhoraram a sintomatologia após a utilização do estimulante benzedrina.

O metilfenidato, um dos medicamentos estimulantes indicados para tratamento do TDAH que existem no Brasil, foi desenvolvido em 1950, porém só em 1957 começou a ser comercializado para tratamento da hiperatividade.

Os fármacos em uso para esse tratamento existem há mais de sessenta anos e vêm sendo exaustivamente pesquisados durante as últimas décadas, em mais de duzentos estudos controlados nos Estados Unidos e na Europa, principalmente. Dessa forma, posso afirmar que, pela óptica da ciência e da medicina moderna, essas pesquisas comprovam a eficácia terapêutica, bem como segurança e tolerabilidade de seus efeitos para uso em crianças e adolescentes.

Além dos medicamentos estimulantes, outros são considerados de segunda escolha, como antidepressivos inibidores seletivos da recaptação de serotonina e antidepressivos tricíclicos. Os resultados terapêuticos, no entanto, não são tão satisfatórios quanto os dos estimulantes, por isso esses fármacos dificilmente são utilizados.

COMO É O TRATAMENTO DO TDAH?

Como o medicamento funciona?

Os medicamentos estimulantes são rapidamente absorvidos após a ingestão oral e agem no cérebro, aumentando as concentrações de dopamina e noradrenalina, duas substâncias chamadas também de neurotransmissoras e que estão diminuídas em portadores de TDAH. O aumento da concentração dessas substâncias no cérebro promove uma ação estimulatória do córtex pré-frontal, responsável pelas funções executivas e que não está funcionando corretamente. A medicação provoca uma melhoria na atividade motora, no processamento de informações e na percepção de estímulos externos.

Esses medicamentos têm um início de ação rápido e, cerca de 30 minutos após a administração, o portador de TDAH já é capaz de perceber os efeitos: aumento da atenção e diminuição do comportamento hiperativo, da inquietação e da agitação.

Quais são os principais mitos sobre a medicação?

Um mito importante que deve ser desfeito com relação à medicação estimulante é o de que ela poderia causar dependência. Para que uma substância tenha um potencial de causar dependência, normalmente identificamos dois fatores: tolerância e síndrome de abstinência. A primeira é um fenômeno químico que faz com que, após repetidas utilizações da droga, o usuário necessite de doses maiores para obter as sensações prazerosas que sentia inicialmente com uma dosagem inferior. Seria como o alcoólatra que, na adolescência, se sentia embriagado com

O REIZINHO HIPERATIVO

apenas um copo de cerveja e hoje, muitos anos depois, precisa de quatro garrafas de cerveja para se sentir bêbado. No caso do metilfenidato e da lisdexanfetamina, dois medicamentos estimulantes existentes no Brasil, não há tolerância. Isso significa que, uma vez encontrada a dose ideal para melhoria dos sintomas do TDAH, essa dosagem será a mesma, ou muito próxima disso, no decorrer do tempo.

A síndrome de abstinência, por sua vez, é caracterizada pela experimentação de sintomas e sensações de desconforto psicológico e fisiológico em razão da ausência da substância no organismo. Isso também não ocorre com o uso de metilfenidato ou lisdexanfetamina, o que possibilita, dependendo da indicação médica, que uma parcela dos portadores de TDAH não faça uso do medicamento nos finais de semana ou nas férias escolares, por exemplo. A síndrome de abstinência encontrada nos usuários de drogas pode vir acompanhada de fissura ou *craving*, que são sensações de forte desejo pelo uso da droga, normalmente acompanhadas de sintomas de ansiedade. Tais fenômenos são inexistentes com o uso do metilfenidato e da lisdexanfetamina.

Pais e professores, portanto, não devem ficar preocupados com a "dependência" da medicação, pois isso não passa de um grande mito, sem respaldo científico algum. A medicação para tratamento do TDAH se mostra eficiente, segura, bem tolerada e sem qualquer risco de dependência aos portadores.

Outro mito é o de que o fármaco deverá ser utilizada para sempre pela criança ou pelo adolescente. Essa informação não é correta. A ideia da medicação é promover a melhoria da sintomatologia provocada pelo TDAH, proporcionando qualidade de vida e diminuindo o sofrimento do portador e de sua família.

COMO É O TRATAMENTO DO TDAH?

Durante o processo terapêutico, família, escola, familiares e o próprio paciente devem aprender técnicas comportamentais, estratégias de estudo e de controle do comportamento, para lidar com o TDAH. Com o decorrer do tempo, essa aprendizagem permitirá a interrupção da medicação, que será solicitada pelo médico.

Nos dias atuais, o que é preconizado pelas principais associações médicas e centros de pesquisas internacionais é fazer o uso da medicação durante todo o ano letivo, pois normalmente crianças e adolescentes chegam ao consultório ou a ambulatórios com uma história de prejuízos acadêmicos intensos. No início do ano letivo seguinte, esse paciente deve ser reavaliado para averiguar a necessidade de continuar ou não a medicação.

Quais são os principais efeitos colaterais da medicação?

Os principais efeitos colaterais da medicação estimulante estão relacionados à diminuição do apetite. Isso ocorre numa parcela pequena de pacientes e normalmente duram só algumas semanas.

Uma estratégia interessante para evitar esse problema é a administração do medicamento junto com (ou logo após) as refeições. Dessa forma, a diminuição do apetite não ocorrerá. No entanto, em alguns casos especiais, a ajuda de uma nutricionista pode ser de grande valia, a fim de não permitir a perda de peso dos pacientes.

Outro efeito colateral que pode ocorrer é a insônia, que, entretanto, costuma acometer somente aqueles portadores que tomam o medicamento no período noturno. Uma vez que a medicação é administrada durante o dia, isso dificilmente ocorrerá, pois à noite a substância já terá deixado de agir no organismo.

Existem tratamentos alternativos disponíveis?

Nos últimos tempos, temos observado na mídia uma série de tentativas de tratamento para o TDAH que se valem de métodos alternativos que não envolvam medicação, como homeopatia, dietas, suplementos e vitaminas. Infelizmente, devo dizer de forma enfática que, até hoje, não há nenhum estudo científico que comprove a eficácia de tais métodos. Assim, à luz da ciência, utilizar fórmulas homeopáticas, retirar açúcar e aditivos alimentares da dieta ou acrescentar suplementos e vitaminas à alimentação não provocarão benefícios.

Expor crianças e adolescentes a tratamentos alternativos desprovidos de evidências científicas e fomentar falsas crenças terapêuticas é um absurdo. Privar o paciente de ser corretamente medicado, beneficiando-se de um tratamento médico ético, seguro, moderno e respaldado cientificamente, se mostra um grande contrassenso e desrespeito ao portador do TDAH e aos seus familiares.

CAPÍTULO 13

COMO É O TRATAMENTO DO TRANSTORNO DESAFIADOR OPOSITIVO?

O conhecimento de sintomas, características e evolução natural do transtorno desafiador opositivo evidencia a possível progressão para o transtorno de conduta quando nenhuma intervenção é realizada. O possível envolvimento prematuro e problemático com álcool e outras drogas, bem como a chance de evolução para um transtorno de personalidade antissocial na idade adulta, nos faz acreditar que, quanto mais tardio se dá o diagnóstico e o início do tratamento, pior se tornarão os sintomas e mais difícil será a reversão do quadro comportamental. A pre-

95

O REIZINHO HIPERATIVO

venção e a intervenção precoce são palavras-chave para o sucesso terapêutico dessas alterações comportamentais. Seria como se tivéssemos a possibilidade de interromper o crescimento dessa verdadeira "bola de neve" em formação, ou como se pudéssemos colocar a "locomotiva de volta aos trilhos" o mais rápido possível. As intervenções preventivas para crianças em idade escolar se baseiam em programas psicoeducacionais para pais, com estratégias de controle comportamental, treinamento em habilidades sociais, resoluções de conflitos e técnicas de controle da raiva. Para prevenção em adolescentes, os programas psicoeducacionais devem se basear em intervenções cognitivas, treinamento em habilidades sociais, orientação vocacional e reforço escolar para aqueles que apresentarem dificuldades acadêmicas.

Intervenções escolares devem focar no trabalho de prevenção ao bullying e ao consumo de álcool e outras drogas, assim como na identificação de possíveis quadros de transtorno desafiador opositivo para avaliação e tratamento com especialista em infância e adolescência. Uma estratégia importante para a prevenção do transtorno desafiador opositivo se baseia na aplicação de programas psicoeducacionais aos pais e a programas educacionais escolares, realizando um trabalho juntamente com professores, psicopedagogos, orientadores e coordenadores educacionais.

O tratamento preconizado pelos principais *guidelines* internacionais e recomendado pela Academia Americana de Psiquiatria da Infância e da Adolescência (American Academy of Child and Adolescent Psychiatry) engloba um esquema interdisciplinar, envolvendo múltiplas áreas da vida de relação da criança, diferentes ambientes — incluindo escola e família, por meio de intervenções psicoterapêuticas associadas à me-

COMO É O TRATAMENTO DO TDO?

dicação — e medidas socioeducativas de orientação a pais e professores, com duração do tratamento variável, dependendo de cada caso específico.

A seguir, são enumeradas as estratégias terapêuticas medicamentosas mais utilizadas no tratamento do transtorno desafiador opositivo.

Tratamento medicamentoso

Diversos estudos científicos comprovam a eficácia de alguns medicamentos para o tratamento do transtorno desafiador opositivo. Esses fármacos apresentam resultados promissores no manejo dos sintomas e são capazes de diminuir impulsividade, agressividade, nervosismo e ataques de raiva que, com frequência, acompanham essa condição comportamental.

É importante ressaltar que tais medicações não são curativas, mas aliviam alguns sintomas do transtorno, melhorando a adequação comportamental, elevando a autoestima e promovendo qualidade de vida a criança, família, amigos, professores e todas as pessoas que interagem com ela. Isso favorece o trabalho dos demais profissionais envolvidos com o tratamento e produz maior eficácia terapêutica, levando a um melhor prognóstico.

Graças à alta prevalência de condições comportamentais associadas ao transtorno desafiador opositivo, deve ser realizada uma avaliação médica criteriosa, e esses transtornos devem ser concomitantemente tratados, se encontrados.

A seguir, descrevo as principais classes de medicamentos utilizadas para o tratamento do transtorno desafiador opositivo:

O REIZINHO HIPERATIVO

Antipsicóticos ou neurolépticos: Tratam quadros de agressividade, impulsividade e explosões de raiva. Os mais usados são neurolépticos atípicos, medicamentos modernos, seguros e com perfil reduzido de efeitos colaterais. Os principais são: aripiprazol, risperidona e quetiapina.

Estabilizadores do humor: Utilizados para o controle de comportamentos agressivos, violentos, para a diminuição da impulsividade, e nos casos associados ao transtorno bipolar do humor. Os mais frequentes são carbonato de lítio, divalproato de sódio, carbamazepina, oxcarbazepina, lamotrigina e topiramato.

Psicoestimulantes: Servem para tratar o TDAH, quadro comportamental muito associado ao transtorno desafiador opositivo. Os mais comuns são: metilfenidato e lisdexanfetamina.

Antidepressivos inibidores seletivos da recaptação de serotonina (ISRS): São medicamentos muito seguros, eficientes e bem tolerados, sendo utilizados para o tratamento de episódios depressivos ou quadros ansiosos associados ao transtorno desafiador opositivo. Os principais são: fluoxetina, sertralina, paroxetina, citalopram, escitalopram e venlafaxina.

Benzodiazepínicos: Raramente são usados para tratar o transtorno desafiador opositivo, mas em alguns casos específicos podem servir para quadros associados, como transtornos de ansiedade, insônia e sintomas de abstinência de drogas. Os mais utilizados são: alprazolam, clonazepam, diazepam, lorazepam, bromazepam e midazolam.

CAPÍTULO 14

TRATAMENTO PSICOLÓGICO DO TDAH

A terapia cognitivo-comportamental abrange as principais técnicas terapêuticas utilizadas para o tratamento do transtorno de déficit de atenção/hiperatividade. Sua eficácia é comprovada por estudos e pesquisas internacionais realizados no mundo inteiro. Um dos focos principais na terapia cognitivo-comportamental é a busca pela melhoria dos problemas relacionados às funções executivas do cérebro, um conceito neuropsicológico que se aplica ao processo cognitivo responsável pelo planejamento e pela execução de atividades, incluindo iniciação de tarefas, memória de trabalho, atenção sustentada e inibição de impulsos.

O REIZINHO HIPERATIVO

O córtex pré-frontal é a principal região cerebral responsável pelas funções executivas, que se desenvolvem principalmente nos primeiros anos de vida. Quando há falhas dessas funções, podem surgir problemas envolvendo planejamento, organização, manejo do tempo, memória e controle das emoções. Portanto, o TDAH é um transtorno das funções executivas do cérebro que acaba por comprometer o controle inibitório do organismo. As funções executivas são muito importantes nos momentos em que crianças e adolescentes precisam planejar e executar as mais diversas atividades, sobretudo nas tomadas de decisão.

O trabalho em habilidades executivas tem como objetivo ajudar a criança ou o adolescente a "regular seu comportamento" por meio de organização e planejamento, favorecendo, assim, sua tomada de decisões. As maneiras necessárias para "regular o comportamento" envolvem o uso de habilidades que visam à criação de estratégias para a resolução de problemas e para atingir determinadas metas. Essas competências são:

Planejamento: Aptidão para criar um caminho a fim de atingir uma meta ou completar uma tarefa.

Organização: Capacidade de criar uma estratégia para facilitar a execução de uma atividade.

Manejo do tempo: Talento para estimar quanto tempo se tem para a execução de um dever de casa, de uma prova de matemática ou de um trabalho para a escola, por exemplo.

TRATAMENTO PSICOLÓGICO DO TDAH

Memória de trabalho: Aptidão para manter informações na mente enquanto executa tarefas e utilizar aprendizagens do passado para aplicar na situação atual ou criar estratégias de solução de problemas para o futuro. Por exemplo: lembrar-se do conhecimento prévio de álgebra para solucionar um problema de matemática.

Metacognição: Habilidade de observar a si mesmo, identificando como resolver um problema.

Essas habilidades nos ajudam a criar uma meta, um objetivo. Num segundo momento, para atingir efetivamente essa meta, precisamos de outras capacidades para guiar ou modificar nosso comportamento:

Resposta inibitória: Técnica de pensar antes de agir, de resistir a dizer ou fazer alguma coisa. Isso nos dá tempo para avaliar uma situação e decidir se algo deve ou não ser dito, por exemplo.

Autorregulação do afeto: Habilidade de regular as emoções para completar tarefas, atingir objetivos e controlar o comportamento.

Iniciação de tarefas: Aptidão para começar uma tarefa sem procrastinar.

Flexibilidade: Perícia em revisar os planos quando houver obstáculos, erros ou novas informações. Trata-se de adaptar-se a condições adversas.

Persistência ao alvo: Capacidade de seguir e executar um plano até completar a meta, sem desistir.

O REIZINHO HIPERATIVO

Outro treinamento importante são as estratégias de automanejo, quando o terapeuta auxilia o paciente na identificação de comportamentos inadequados. Dessa forma, a criança ou o adolescente poderá aprender a controlar e modificar comportamentos agressivos, desajustados ou impulsivos, por exemplo. A aplicação de estratégias de solução de problemas também é muito importante. O objetivo delas é combater uma das grandes dificuldades do portador do TDAH: a impulsividade. O paciente deverá aprender a parar e pensar antes de agir, sendo mais assertivo em suas ações e comportamentos.

Crianças e adolescentes com TDAH apresentam muitos prejuízos nos relacionamentos sociais, evidenciados pela dificuldade na manutenção de amizades e por atritos e brigas com amigos, colegas de sala, vizinhos ou nos relacionamentos amorosos. Nesse caso, o treinamento em habilidades sociais é muito utilizado e tem o objetivo de desenvolver o comportamento empático. O portador poderá avaliar melhor as situações sociais, controlar a impulsividade e entender sentimentos e necessidades das outras pessoas antes de tomar decisões. Sua capacidade de se comunicar de forma mais assertiva será enfatizada, e a melhoria de seus relacionamentos sociais e autoestima também ocorrerá.

Outra questão que pode ser trabalhada é a atenção. A dificuldade atencional pode ser treinada através da terapia cognitivo-comportamental e de exercícios que estimulem seu controle da atenção. De modo geral, para isso, são usados programas de computador.

As técnicas cognitivo-comportamentais também podem ser utilizadas para depressão, ansiedade, transtorno desafiador opositivo e de conduta.

CAPÍTULO 15

TRATAMENTO PSICOLÓGICO DO TRANSTORNO DESAFIADOR OPOSITIVO

O tratamento psicológico envolve uma série de estratégias que objetivam a melhoria das relações sociais da criança com pais, familiares, professores, orientadores pedagógicos, funcionários da escola e amigos. As principais técnicas são descritas a seguir.

Psicoterapia cognitivo-comportamental

Trata-se de uma das principais ferramentas usadas no tratamento do transtorno desafiador opositivo. Essa técnica visa diminuir o negativismo observado nesses pacientes e modificar deficiências cognitivas, como habilidades de comunicação, controle do impulso, controle da raiva e agressividade, realizando também um treinamento em habilidades sociais e de resolução de problemas, com o objetivo de aumentar a tolerância à frustração.

O treinamento do controle da raiva ajuda no desenvolvimento de estratégias e métodos para que a criança consiga lidar com comportamentos e reações a sentimentos ligados à raiva e ao controle da impulsividade. Métodos comportamentais como o de "economia de fichas" pode auxiliar na organização de rotinas e na criação de limites essenciais para a melhoria, a adaptação e a adequação social dessas crianças.

Terapia familiar sistêmica

Estruturas familiares disfuncionais estão intimamente relacionadas ao desenvolvimento e à manutenção do transtorno desafiador opositivo, de modo que intervenções familiares são quase obrigatórias nesses casos.

O objetivo dessa terapia é auxiliar a família a fim de melhorar o estilo de interação e de funcionamento social, podendo promover a modificação do sistema familiar, que frequentemente alimenta os sintomas opositivos na criança. Para tanto, técnicas comportamentais, estruturais e de comunicação podem

TRATAMENTO PSICOLÓGICO DO TDO

ser apresentadas e estimuladas. O foco é o funcionamento do sistema familiar e o comportamento da criança no contexto de múltiplos ambientes, como família, escola e grupo de amigos. O desenvolvimento de habilidades para a resolução de conflitos entre membros da família e a aplicação de soluções práticas para conflitos do dia a dia são enfatizados. A criação dessa relação familiar positiva facilita o diálogo, tornando mais fácil o manejo de comportamentos inapropriados, e pode ajudar a criança a controlar as próprias emoções.

Treinamento de pais

Baseia-se na aplicação de técnicas de treinamento e orientação de pais com o objetivo de favorecer a interação e a relação com os filhos, promovendo comportamentos positivos da criança e diminuindo os sintomas do transtorno desafiador opositivo. O aconselhamento de pais acerca do manejo dos sintomas de desafio e oposição em casa é de extrema importância para o sucesso do tratamento e ajuda no entendimento sobre o funcionamento da criança, auxiliando na modificação de suas posturas frente a ela, agindo como um mecanismo para "ensiná-los" a desencorajar e corrigir comportamentos desafiadores e problemáticos do filho.

CAPÍTULO 16

TRATAMENTO PSICOEDUCACIONAL DO TDAH

Os problemas comportamentais em crianças e adolescentes afetam a família toda, portanto intervenções que ofereçam informação e orientação aos pais são essenciais para o sucesso terapêutico. O tratamento psicoeducacional consiste num conjunto de ações e estratégias que visam ao aprendizado de pais e cuidadores sobre o TDAH, a fim de que possam auxiliar no tratamento de seus filhos e alunos.

Os treinamentos de orientação de pais e cuidadores, a apresentação de palestras psicoeducativas e os grupos de apoio são

O REIZINHO HIPERATIVO

exemplos de intervenções muito importantes no tratamento do portador de TDAH e devem se basear nos seguintes princípios:

1) Informação sobre a natureza do TDAH;
2) Ensinamentos sobre o comportamento da criança ou do adolescente;
3) Ensinamentos sobre a utilização de técnicas comportamentais de reforço positivo, como um sistema de economia de fichas e de antecipação de problemas;
4) Ensinamentos sobre a utilização de técnicas comportamentais de reforço negativo, como o canto do castigo e outras de punição branda.

A seguir, descrevo as principais técnicas psicoeducativas utilizadas com familiares de portadores de TDAH.

Orientação de pais

A orientação de pais é uma intervenção baseada no trabalho com pais ou cuidadores da criança ou do adolescente e tem o objetivo de oferecer conhecimento, informação e instrução para a aplicação de técnicas focadas nas necessidades individuais de cada um. O profissional age como um consultor para ajudar os pais na identificação de problemas, podendo auxiliá-los na aprendizagem de habilidades necessárias para manejar as dificuldades do paciente. Essas intervenções podem favorecer a modificação de atitudes e comportamentos que possam estar contribuindo para o problema.

108

TRATAMENTO PSICOEDUCACIONAL DO TDAH

Outro princípio básico da orientação de pais é ajudá-los a entender sobre o desenvolvimento de seu filho e sobre suas dificuldades e necessidades especiais. Essas informações podem auxiliar na diminuição de sentimentos de culpa, de negação do problema ou de preconceito.

Psicoeducação

A psicoeducação é uma intervenção focada na educação do paciente, de seus familiares, amigos e professores, objetivando a informação para a construção de habilidades que facilitem o entendimento do problema comportamental, a fim de que todos possam aprender a lidar com o problema. Isso envolve a aprendizagem sobre diagnóstico do transtorno e suas características, incidência, causas, sintomas, fatores de risco, bom e mau prognóstico, evolução natural do problema, opções de tratamento, medicamentos disponíveis e manejo de sintomas.

Enfim, o objetivo final do trabalho psicoeducativo é oferecer informação a pais, demais familiares e profissionais da educação. Tudo isso é validado por diversas pesquisas científicas internacionais, que comprovam a eficácia da psicoeducação como ferramenta importante para a adesão da família e do paciente ao tratamento.

Muitos pais me perguntam se deveriam falar com o filho sobre o diagnóstico. A resposta é *sim, claro que sim*. O diagnóstico de TDAH é crônico. Dessa froma, crianças, adolescentes ou adultos portadores devem conhecer o transtorno para aprender estratégias de lidar com os sintomas.

109

O REIZINHO HIPERATIVO

Grupos de apoio

Os grupos de apoio são formados por familiares, amigos e portadores de TDAH que se juntam para dividir experiências e conhecimentos, criando, assim, uma rede de apoio social. Médicos, psicólogos, terapeutas familiares, fonoaudiólogos e demais profissionais de saúde mental também participam de encontros e reuniões.

De modo geral, três características principais movem as pessoas para esses grupos de apoio: senso de identificação, suporte emocional e busca por informação. Dessa forma, pais e familiares podem ter a oportunidade de discutir com pais e familiares de outras crianças e adolescentes que apresentam o mesmo transtorno comportamental. Assim, terão a chance de trocar experiências, receber apoio e informação para entender melhor o que ocorre com os próprios filhos.

O objetivo dos grupos de apoio, portanto, é ajudar familiares e portadores de TDAH oferecendo informação sobre o transtorno e suporte emocional.

Criados nos Estados Unidos, esses grupos inspiraram a criação de diversos grupos no Brasil, como a Associação Brasileira de Déficit de Atenção (ABDA), considerada a maior organização nacional de portadores, familiares e profissionais de educação e saúde mental relacionados ao TDAH.

CAPÍTULO 17

TRATAMENTO PSICOEDUCACIONAL DO TRANSTORNO DESAFIADOR OPOSITIVO

Psicoeducação familiar

A psicoeducação familiar consiste no trabalho de informação e orientação a pais e familiares da criança sobre diagnóstico, sintomas, etapas do tratamento, curso e prognóstico. Estratégias de como lidar com o jovem no ambiente doméstico para promover o tratamento são enfatizadas.

O REIZINHO HIPERATIVO

Psicoeducação escolar

O trabalho de informação e orientação a professores, diretores, orientadores pedagógicos e funcionários da escola será essencial no manejo dos sintomas no ambiente escolar, objetivando o sucesso do tratamento. Esse trabalho pode ser feito por meio de programas pedagógicos direcionado a profissionais da educação e a todos os funcionários da instituição de ensino que tenha contato com a criança.

Intervenções escolares

As intervenções escolares são muito importantes no tratamento. Na escola, professores e funcionários podem encontrar mecanismos mais adequados para reintegrar o aluno em sala de aula e no recreio escolar. Técnicas comportamentais podem ser aprendidas para que a promoção e o estímulo de comportamentos aceitáveis do aluno sejam introduzidos e atitudes de desrespeito e agressão sejam desencorajadas.

Problemas de relacionamento entre estudantes em sala de aula e prejuízos acadêmicos estão relacionados ao aumento de agressividade e de comportamentos de conduta, portanto essas estratégias comportamentais, associadas a treinamento em habilidades sociais e aulas de reforço escolar, podem ajudar muito num bom prognóstico desses alunos.

Skinner e técnicas comportamentais

Natural do estado norte-americano da Pennsylvania, B. F. Skinner foi um psicólogo influente, defensor de reformas sociais, pesquisador da Universidade de Harvard e considerado o criador do chamado behaviorismo radical. Ele realizou estudos importantes na área da análise do comportamento e descrevia o aprendizado como uma causa dessa conduta, considerando a possibilidade de modificá-lo à medida que aprendemos. Skinner afirmava que essa aprendizagem do ser humano poderia ser realizada com base em estratégias de recompensa e punição para a modificação de atitudes, denominada de condicionamento operante.

Skinner acreditava que os modos humanos poderiam ser modulados basicamente por essas estratégias, também chamadas de reforçadores positivos, isto é, as pessoas seriam capazes de aprender melhor mediante recompensas ou premiações por seu comportamento. Ele defendia também que o ser humano, ao ser punido, seria capaz de aprender a evitar determinada ação, embora acreditasse que reforçadores positivos eram bem mais eficientes. Seus pensamentos influenciaram consideravelmente a educação e a medicina do comportamento, tendo sido, inclusive, consultor do U.S. Department of Education, órgão americano responsável pelo sistema educacional do país.

As técnicas comportamentais abordadas neste capítulo são direta ou indiretamente relacionadas aos estudos realizados pelo professor Skinner e sua equipe entre as décadas de 1950 e 1990, repetidas, experimentadas e utilizadas até hoje com muito sucesso em todo o mundo. Análises publicadas nos Estados Unidos e em países da Europa mostram que há uma redução entre 50% e 90%

dos problemas comportamentais infantis ligados a indisciplina, desafio e oposição às regras com a utilização desses métodos, sendo tais intervenções muito eficientes para auxiliar na melhoria do comportamento do seu "reizinho ou rainhazinha".

Premiação de comportamentos positivos

Uma primeira regra para estimular o bom comportamento da criança é premiar comportamentos positivos. Essa técnica parte do princípio de que toda ação estimulada, elogiada ou reforçada terá probabilidade aumentada de se repetir no futuro.

Que prêmios ou recompensas, porém, podem ser oferecidos a crianças e adolescentes? Bem, é muito importante que esse prêmio seja motivador, e a criança ou o adolescente precisa se sentir atraída por essa premiação, que poderá ser um abraço, um beijo, um elogio, um carinho ou frases de incentivo.

Certos privilégios ou prêmios poderão ser oferecidos, como assistir à televisão por mais tempo, horário extra no computador, sair para comer uma pizza, ir ao cinema, ou mesmo um presente, como brinquedos, jogos, ou um chocolate.

Partindo desse princípio comportamental de que todo comportamento estimulado tem suas chances aumentadas de se repetir no futuro, elogios do tipo "Parabéns, Isabela, você guardou sua mochila no armário", aumentam as chances de a Isabela guardar a mochila no dia seguinte, por exemplo. Dessa forma, o objetivo será elogiar comportamentos positivos, para que venham a se repetir e passem, no decorrer do tempo, a fazer parte da vida da criança, tornando-se algo automático.

TRATAMENTO PSICOEDUCACIONAL DO TDO

O grande problema é que, muitas vezes, pais acabam por "premiar" mau comportamentos e depois não entendem o porquê da repetição e da perpetuação dessa conduta. Eis um exemplo: Camila, 7 anos, estava assistindo à televisão e começou a chorar compulsivamente após a solicitação de dona Maria, sua mãe, para ir dormir, afinal tinha aula no dia seguinte. Nesse momento, dona Maria disse:

— Não precisa chorar desse jeito, Camilinha. Tudo bem, você pode assistir a mais 30 minutos de televisão.

Dessa maneira, dona Maria está acidentalmente premiando a choradeira da pequena Camila. Provavelmente, da próxima vez que a criança desejar algo, ela repetirá o chororô, comportamento "premiado" com os 30 minutos extras de televisão e o problema poderá se tornar cada vez pior com as sucessivas desautorizações da mãe.

Método de economia de fichas

Uma forma interessante de aplicar esse conceito de premiação para estimular comportamentos positivos na criança é a aplicação da chamada "tabela de economia de fichas". Trata-se de um método comportamental eficiente em que uma tabela contendo comportamentos alvos a serem estimulados na criança é criada. É muito importante que os itens da tabela sejam colocados de maneira assertiva e positiva, como "Isabela, mantenha seu quarto arrumado", em vez de "Isabela, não bagunce seu quarto".

Esses comportamentos são colocados num calendário semanal, e cada item recebe uma nota no fim do dia: 1 ponto, caso o

O REIZINHO HIPERATIVO

comportamento adequado tenha sido realizado corretamente; e nenhum ponto, caso o comportamento não tenha sido realizado.

A pontuação pode ser realizada de diferentes formas: desenho de um rosto feliz, com caneta verde, para comportamento positivo e rosto triste, com caneta vermelha, para o não cumprimento do combinado em cada item, por exemplo. A tabela conta com os sete dias da semana, e a criança que alcançar determinado número de pontos no fim da semana, após a somatória de todos os itens, poderá ser premiada ou não, conforme o combinado.

A tabela pode ser afixada na geladeira de casa, por exemplo, e a pontuação diária deve ser realizada pelos pais, na presença da criança. Dessa forma, eles poderão mostrar o motivo para o ganho ou não de pontuação em cada item. Essa tabela deve ser trocada semanalmente. Itens poderão ser mantidos, mudados ou acrescentados no decorrer das semanas, conforme a necessidade. No Apêndice 1, há um exemplo de uma tabela de economia de fichas.

Para esse reforçador positivo surtir efeito, a técnica deve ser realizada ininterruptamente por pelo menos seis semanas. Além da possibilidade de premiação semanal, a criança que for premiada poderá receber uma ficha de plástico no fim da semana, a qual pode ser guardada em um pote, por exemplo. Os pais podem combinar que, ao adquirir determinado número de fichas, estas poderão ser trocadas por outro prêmio escolhido entre as opções criadas pelos pais. Veja, no Apêndice 2, um exemplo das opções de recompensas.

A técnica de economia de fichas é semelhante à conduta de professores que oferecem "pontos positivos" para os alunos que realizam certo trabalho ou se comportam adequadamente na sala de aula, por exemplo. Um mito relacionado à tabela de economia de fichas frequentemente me é relatado no consultório:

TRATAMENTO PSICOEDUCACIONAL DO TDO

— Doutor, não posso fazer isso com o Marcelo, pois dessa forma estarei comprando meu filho.

Bem, ao aplicar a tabela de economia de fichas, a mãe estará ensinando ao Marcelo conceitos importantes de relacionamento e de regras sociais. Nesse caso, Marcelo precisa saber que todo comportamento traz consequências e que, para ser "premiado", precisa colaborar com os pais. Da mesma forma que, ao conseguir um trabalho quando adulto, o pequeno Marcelo necessitará cumprir suas obrigações para receber no fim do mês o tão esperado "prêmio": seu salário. Para aqueles pais que consideram uma "compra" de comportamento, faço a seguinte proposta: aceitariam trabalhar de graça numa empresa?

Erros na aplicação da tabela de economia de fichas

Alguns erros frequentes podem inviabilizar o sucesso da técnica. Eis os principais:

- a criança manipula os pais e recebe pontos por comportamentos não cumpridos;
- a criança executa o comportamento desejado parcialmente e recebe o ponto ou a metade da pontuação;
- a criança não atinge a pontuação mínima para premiação, mas recebe a recompensa;
- os pais não se organizam, não preenchem a tabela corretamente e não mostram à criança os motivos do não recebimento dos pontos.

O REIZINHO HIPERATIVO

Contratos pais-filho

Muitas vezes, quando lido com crianças opositivas e desafiadoras, costumo propor um acordo escrito entre os pais e a criança. O objetivo do contrato é auxiliar na resolução de um problema específico de comportamento por meio de sua documentação, utilizando-se uma linguagem objetiva e simples. Inicialmente, os pais devem se sentar com a criança, conversar e identificar uma situação problemática. Essa questão é discutida, e a solução do problema, negociada entre ambas as partes. A partir daí, o contrato poderá ser escrito e assinado por todos.

Evite a escolha de problemas difíceis de serem mensurados, como "Felipe deve melhorar seu comportamento". O problema a ser resolvido deve ser específico: "Marcelo deve manter seu quarto arrumado, livros na estante, roupas e brinquedos guardados no armário", ou "Rafael deve chegar das festas aos sábados até meia-noite", ou, ainda, "Ângela deve realizar os deveres de casa, diariamente, às 15h".

Da mesma forma, o contrato deve exigir compromissos e deveres de ambas as partes. Nos exemplos acima, os pais poderiam ter os seguintes deveres: os de Marcelo se comprometem a permitir que ele brinque no computador, diariamente, até as 19h; os de Rafael se comprometem a permitir que ele frequente as festas aos sábados à noite; os de Ângela permitem que ela brinque na casa da vizinha e escute música após o horário de estudo.

O não cumprimento do contrato resultará em penalidades descritas nele. Após a assinatura do contrato, mantenha uma cópia com a criança e guarde outra num local de fácil acesso a todos da casa. No Apêndice 3, veja exemplo de um contrato pais-filho.

118

Método de antecipação de problemas

Uma estratégia importante no manejo de atitudes ligadas à indisciplina pode ser a antecipação de maus comportamentos. Uma vez que os pais já identificam problemas em situações específicas, eles podem determinar regras e alertar a criança ou o adolescente sobre isso, antecipando e prevenindo futuras situações problemáticas. Veja um exemplo: a mãe de Nicolau, de 10 anos, o leva a uma festinha de aniversário. Antes de chegar ao local do evento, ela poderá estabelecer regras de conduta com o pequeno, um plano de comportamento que deverá ser compartilhado com a criança sobre como se comportar nesse ambiente, antecipando situações problemáticas ocorridas no passado. No caso, Nicolau havia brigado com um aniversariante numa festa na semana anterior, após ter enfiado o dedo indicador no meio do bolo e não ter aceitado compartilhar brincadeiras com outros colegas.

Assim, a mãe de Nicolau relembrou as situações problemáticas ocorridas na última festa, orientou sobre o comportamento esperado do filho para esse novo evento e o alertou de que o não cumprimento desse plano resultará em consequências, com a utilização de técnicas punitivas, como castigo, perda de privilégios ou prêmios.

Pais que dialogam com os filhos de forma clara e objetiva, orientando, explicando e estimulando comportamentos desejáveis, aumentam as chances de sucesso dessa técnica comportamental.

No caso de Nicolau, a mãe o elogiou muito quando foram embora da festa, pois nesse dia seu comportamento foi exemplar.

O REIZINHO HIPERATIVO

Métodos de punição comportamental

Em algumas situações, os pais podem e devem utilizar métodos de punição por maus modos. Claro que premiar o bom comportamento pode parecer mais interessante para muitos pais, entretanto a punição de más atitudes é necessária e deve ser utilizada em determinados casos.

Existem diversos tipos de punições, que nunca devem ser físicas, agressivas ou ameaçadoras. Punições físicas só ensinam a crianças e jovens que todo problema pode ser resolvido com violência. Vale a pena lembrar que muitas crianças e adolescentes se mostram agressivos e violentos na escola porque aprenderam esse padrão de comportamento com os pais.

Eu gostaria de descrever cinco técnicas de punição que podem e devem ser utilizadas para a correção de comportamentos desobedientes, desafiadores e opositivos. Os estudos científicos demonstram que esses métodos são muito eficientes, principalmente se aplicados em conjunto, utilizando muito bom senso e seguindo conselhos e dicas sugeridas em um dos capítulos à seguir, o "Guia dos pais".

1) Broncas e desaprovação

Uma forma interessante de aplicar disciplina é a utilização de punições brandas, como broncas e desaprovando comportamentos errados da criança. Muitos pais, ao tentarem coibir indisciplinas dos filhos, caem num grande erro, tornam-se irritados, agressivos e acabam gritando, ofendendo, ameaçando ou discutindo com a criança.

120

TRATAMENTO PSICOEDUCACIONAL DO TDO

Seja calmo, breve, enfático e objetivo na orientação. Muitos pais que se propõem a dar uma bronca iniciam um verdadeiro sermão, transformando-se em verdadeiros pregadores, e passam a reclamar de diversas coisas, realizando julgamentos e declamando uma série de queixas que não tem nada a ver com o motivo da bronca, como no exemplo a seguir, da pequena Flávia, 8 anos, que brigou com a irmã mais nova. A mãe lhe deu uma bronca, dizendo:

"Você brigou com sua irmã. Não pode. E olhe seu quarto: está uma bagunça. Tem roupa para todos os cantos. Olhe seus brinquedos: todos quebrados, porque você é descuidada. E na hora do banho é sempre a mesma coisa: você não me obedece."

Esse tipo de bronca não se mostra eficaz, pois prejudica e dificulta o entendimento da criança, que no fim da história nem lembra o motivo inicial da desaprovação.

Outra questão importante é enfatizar ao filho que você está desapontado ou chateado com o comportamento ou a atitude dele, e não exatamente com ele. Isso, na verdade, tem uma grande diferença, pois muitos pais costumam criticar o caráter ou a personalidade da criança, prejudicando imensamente sua autoestima. Também evite comparações entre irmãos ou com colegas da criança. Em vez de dizer: "Hélcio, você não estudou para a prova, só tira nota baixa. O Fabiano é melhor que você, que só faz coisa errada", diga: "Hélcio, você precisa estudar mais para se dar bem na prova. Vamos lá, você consegue."

O REIZINHO HIPERATIVO

2) Consequências naturais por mau comportamento

Em determinadas situações, os pais podem permitir que consequências naturais por indisciplina ou desrespeito às regras ocorram e mostrar à criança o resultado negativo de seu comportamento. Por exemplo: Isabel, de 10 anos, brigou com as colegas durante o treino de futsal e provavelmente experimentará a rejeição delas no próximo encontro. Fabiano, 9 anos, desmonta e quebra seu videogame intencionalmente. Ele pode vivenciar a consequência natural de ficar sem o aparelho, sem tê-lo substituído pelos pais. João, de quinze anos, quebrou o celular ao arremessá-lo contra a parede, durante um momento de raiva e descontrole após uma briga com a namorada. Ele vivenciará a consequência natural de ficar sem o aparelho.

Pais, não premiem esses comportamentos negativos com outro videogame ao Fabiano ou um novo celular ao João!

3) Consequências lógicas por mau comportamento

Outra forma de punição ao mau comportamento será a aplicação de consequências lógicas por atitudes opositivas, desafiadoras e desobedientes. Por exemplo: Gustavo, 7 anos, andou de bicicleta na rua, desrespeitando a regra de pedalar apenas na calçada, e teve como consequência lógica a proibição de usar a bicicleta por uma semana. Renata, 6 anos, estava se recusando a escovar os dentes, por isso foi proibida de comer balas e chocolate até que iniciasse o hábito de escovação diário. Eduardo, de 9 anos, não aceita comer verduras e legumes, portanto logo, foi proibido de comer sobremesa.

4) Penalidades por mau comportamento

Determinadas atitudes da criança podem merecer penalidades específicas, mas que não tenham relação direta com o mau comportamento. Por exemplo: Rachel, de 11 anos, xingou e bateu no irmão mais novo, ficando proibida de assistir à televisão por um dia. Aline, 10 anos, se recusou a arrumar seu quarto e foi proibida de brincar na casa da amiga naquela tarde. Roberta, de 14 anos, não realizou seus deveres de casa e teve seu tablet retido por um dia.

É muito importante que os pais apliquem penalidades que tenham um significado para a criança, pois de nada adiantaria retirar o tablet da Roberta se ela raramente o utiliza, por exemplo.

Evite também aplicar penalidades do tipo: "Você está proibido de ver televisão por um ano". Punições devem ter um significado de perda imediata para a criança ou para o adolescente. Provavelmente, o jovem esquecerá até os motivos da penalidade se esta for aplicada por um extenso período de tempo.

Além disso, muitos pais se desautorizam e "reduzem" a pena. Assim, valem dois novos lembretes: nunca se desautorize e nunca determine um castigo que você não poderá cumprir.

5) Canto do castigo

Essa técnica punitiva significa uma rápida interrupção das atividades que estavam sendo realizadas por seu filho. Ele é colocado nesse local "chato" imediatamente após o mau comportamento, permanecendo sentado num banquinho, longe da televisão ou de qualquer fonte estimulatória, brinquedo ou

O REIZINHO HIPERATIVO

jogo, e deve permanecer pelo tempo de um minuto para cada ano de idade.

Um despertador deve ser colocado nesse local para cronometrar os minutos do castigo, e a criança pode sair apenas após o disparo do despertador. Durante o período em que a criança estiver de castigo, ignore seus pedidos, perguntas e reclamações; ela deve aprender que somente receberá atenção após o despertador tocar. A técnica é muito eficaz com crianças entre 3 e 11 anos. A criança deve ser estimulada a pensar durante o castigo sobre seu mau comportamento e a consequência aplicada.

Caso seja preciso colocar dois ou mais filhos no canto do castigo simultaneamente, em caso de uma briga entre eles, por exemplo, opte por locais diferentes, onde um não tenha contato com o outro. Muito importante: nunca coloque o canto do castigo no próprio quarto da criança, pois, como descrito antes, o local deve ser considerado "chato" e "sem nada para fazer".

O canto do castigo deve também ser um local seguro e bem iluminado. Lembro-me de um caso em que a mãe colocou a filha na garagem escura, nos fundos da casa. Bem, o objetivo do canto do castigo não é apavorar a criança, e sim deixá-la num local "chato", para interromper imediatamente o mau comportamento e para que possa pensar sobre o ocorrido.

Para a utilização de qualquer técnica comportamental de disciplina, as "regras do jogo" devem ser explicadas à criança. Nesse caso, ela deve saber como funcionarão o método, os motivos e os objetivos do canto do castigo, bem como o despertador para o controle do tempo. Quando ocorrer o mau comportamento, a criança já conhecerá a possível consequência de seu ato, portanto não grite com ela; apenas a encaminhe ao canto do castigo.

O canto do castigo tem dois objetivos principais: interromper o problema comportamental, imediatamente e no longo prazo, e ensinar a criança a se disciplinar. Essa técnica é fácil de ser aplicada pelos pais e é um modelo racional e pacífico, capaz de interromper muitos tipos de mau comportamento, favorecendo o diálogo entre a criança e seus cuidadores e promovendo o entendimento e a aprendizagem sobre regras e consequências de seus atos.

O canto do castigo pode ter uma utilização semelhante para interromper, por exemplo, a briga entre dois irmãos pela disputa de um brinquedo ou jogo de computador. Nesse caso, o brinquedo ou o jogo de computador pode ser colocado no canto do castigo. Observe os seguintes casos: Letícia, 9 anos, e o irmão, José Carlos, 6 anos, brigam por um boneco. A mãe das crianças recolhe o boneco e o coloca em cima da geladeira, juntamente com o despertador, marcando 9 minutos no cronômetro. Ela repetirá essa ação caso a briga e a disputa pelo boneco se repitam. Anderson, 11 anos, e Carol, 10 anos, brigam para jogar o novo videogame que ganharam da avó. O pai desliga o aparelho e coloca o despertador em cima da televisão, cronometrando 11 minutos até despertar. Ele poderá repetir o procedimento, caso o problema venha a ocorrer novamente.

Erros na aplicação do canto do castigo

Erro nº 1
Nunca converse ou discuta com a criança durante a aplicação do canto do castigo. Imediatamente após o mau comportamento, direcione-a ao castigo e a ignore até que o despertador toque.

O REIZINHO HIPERATIVO

Algumas crianças permanecem gritando ou chorando durante esse período, desejando a atenção do pais. Ignore a tentativa de manipulação até o fim.

Erro nº 2

Nunca utilize o quarto da criança ou outro local interessante para o canto do castigo. Opte pelo banheiro, pela sala ou por outro local "chato".

Erro nº 3

Nunca realize ameaças ou intimidações de que colocará a criança no canto do castigo; efetivamente, utilize a técnica todas as vezes que o mau comportamento ocorrer.

Erro nº 4

Nunca utilize períodos muito longos para o canto do castigo — sempre um minuto para cada ano de idade da criança.

Erro nº 5

Não crie um ambiente hostil para o canto do castigo. Ele não é um local para amedrontar a criança, e sim um local "chato", para interromper imediatamente o mau comportamento e fazê-la pensar sobre o ocorrido e as consequências de seus atos.

Erro nº 6

Não se desautorize. Muitas vezes, os pais são coagidos a retirar a punição por recusa da criança em cumprir o castigo. Por se tratar de crianças opositivas, desobedientes e desafiadoras, será possível que ela se rebele contra o canto do castigo, e gran-

TRATAMENTO PSICOEDUCACIONAL DO TDO

des serão as chances de ela tentar impedir que você imponha limites. Portanto, se a criança se recusar a ir para o canto do castigo, faça o seguinte: para crianças com menos de 4 anos, carregue-a até o local e seja enfático na imposição da regra. Caso a criança tenha entre 5 e 12 anos, informe que a recusa resultará no acréscimo de 1 minuto para cada 10 segundos de demora. Acrescente os minutos de punição. Se mesmo assim a criança continuar a se recusar, anuncie que o comportamento resultará numa penalidade, como descrito antes neste capítulo, e aplique-a.

Caixa do castigo

Outra estratégia semelhante é a criação de uma "caixa do castigo". O objetivo dessa técnica é apreender os objetos pessoais, como brinquedos, jogos e roupas que a criança deixa espalhados pela casa. Por exemplo: Aline, de 8 anos, espalhou suas bonecas pela casa toda e sempre reluta em guardá-las, quando solicitada. A mãe deve colocar a caixa do castigo na sala, próximo às bonecas, posicionando também o despertador junto à caixa, solicitar o recolhimento dos pertences e cronometrar 2 minutos para que Aline recolha e guarde as bonecas no armário. Caso Aline não recolha no tempo combinado, a mãe deve recolher as bonecas deixadas no chão da sala e as colocar na caixa do castigo, onde devem ser mantidas por alguns dias, até serem devolvidas. A conduta da mãe será praticada novamente, caso o problema se repita.

PARTE 5

GUIAS PSICOEDUCACIONAIS

CAPÍTULO 18

TDAH — GUIA DOS PAIS

Dedico este capítulo a orientar pais e responsáveis sobre estratégias de estudo para auxiliar no manejo dos sintomas de déficit de atenção e hiperatividade que atrapalham o desempenho acadêmico e social de crianças e adolescentes.

Para falar sobre desempenho acadêmico, eu gostaria de iniciar o capítulo discutindo sobre organização dos estudos em casa. Trata-se de um momento tão importante quanto o período em que o aluno está em sala de aula. Nesse momento, ele poderá treinar e aprimorar os conhecimentos que foram introduzidos na escola. Basicamente, são alguns conceitos que devem ser enfatizados no estudo para que tenhamos o sucesso escolar dessa criança ou adolescente com TDAH, como organização, disciplina e rotina.

O REIZINHO HIPERATIVO

Como mencionado em capítulos anteriores, portadores de TDAH apresentam dificuldade nas funções executivas do cérebro, por isso suas capacidades de organização, disciplina e de seguir rotinas estão prejudicadas. Portanto, será dever de pais e professores auxiliar filhos e alunos nesses conceitos básicos e essenciais para o sucesso acadêmico.

A organização do estudo se baseia no planejamento desse momento de aprimoramento e assimilação dos conteúdos ensinados na sala de aula. Tal planejamento leva em consideração que o aluno deve dedicar um período do dia para realizar os deveres de casa e revisar o que foi ensinado no dia de aula. Esse estudo em casa será um dos elementos essenciais para o sucesso terapêutico e deve respeitar três passos fundamentais: o horário, o local e a qualidade.

Estudo em casa

Passo 1: horário

O horário fixo de estudo é muito importante para o estabelecimento de rotinas e para facilitar a organização do aluno. Para o aluno que estuda no período da manhã, deve ser escolhido um horário à tarde, enquanto o aluno que vai à escola à tarde deve separar um horário pela manhã. Aos que estudam em período integral, normalmente a escola oferece um período do dia para isso. Nunca o horário de estudo e de realização de deveres de casa deve ser no período noturno. A noite é para descanso, uma preparação para o dia seguinte de novos afazeres escolares. Eis um exemplo: da mesma forma que, diariamente, João precisa

TDAH — GUIA DOS PAIS

estar às 7h na escola, ele precisa saber que entre 14h e 16h é seu horário de estudo. Esse padrão de comportamento e disciplina deve ser enfatizado. Esse horário pode e deve ser discutido com a criança. Mas, após a determinação, o horário de estudo deve ser respeitado sempre.

Para ilustrar a importância de uma rotina com um horário fixo de estudo, exemplifico o caso de uma paciente de nove anos chamada Clara, a quem atendo no consultório. A mãe de Clara estava muito confusa, pois havia encontrado uma professora particular que teria horários disponíveis para acompanhar os estudos de casa da filha diariamente. No entanto, a menina continuava apresentando dificuldades nos estudos, sempre cansada e desmotivada.

Conversei com a mãe para entender o planejamento desse estudo diário e descobri o motivo do cansaço e da desmotivação da pequena. Apesar do auxílio da professora, Clara continuava desorganizada e confusa porque não existia uma rotina em seu estudo. Cada dia da semana a aula particular ocorria num horário diferente, com duração variável e em locais diferentes, ora na casa da criança, ora na da professora. Orientei a mãe para que conversasse com a professora e estabelecesse horários fixos diários para o estudo, além da escolha de um local fixo. Corrigido esse problema de organização e rotina, o desempenho de Clara melhorou consideravelmente.

Passo 2: local

Um local de estudo fixo, para facilitar o estabelecimento de uma rotina, será necessário. Para aquelas crianças e adolescentes que teimam em estudar no quarto, deitados, costumo

O REIZINHO HIPERATIVO

dizer que, se deitado fosse uma boa posição para o estudo, nas bibliotecas encontraríamos um monte de camas. Portanto, um bom local de estudo deve lembrar uma biblioteca: um local silencioso, com uma mesa, uma cadeira e um abajur. O aluno deve estudar sentado numa cadeira confortável, apoiado numa mesa limpa, sem outros objetos além do abajur e de caderno, livro, lápis e caneta. Um local arejado, bem ventilado, bem iluminado e, acima de tudo, silencioso. Esse local deve ser longe de janelas, afinal poucos estímulos auditivos e visuais serão imprescindíveis para evitar a distração. Nunca é demais reforçar ao estudante que a televisão, o iPod, o computador, o celular, o telefone fixo e o videogame devem permanecer desligados durante todo o tempo de estudo.

Passo 3: qualidade

A qualidade do estudo é muito importante. Não adianta passar horas na frente dos livros pensando no futebol ou no jogo do Playstation. Saber aproveitar o tempo destinado ao estudo de casa é fundamental. Para isso, teremos de contar mais uma vez com a ajuda de pais e professores na orientação e no monitoramento do estudo de casa.

CAPÍTULO 19

TDAH — GUIA DOS PROFESSORES

Os professores são peças fundamentais no processo de aprendizagem de seus alunos, portanto merecem um capítulo à parte quando o assunto é o tratamento do TDAH. Neste capítulo, vou comentar sobre estratégias a serem adotadas em sala de aula para melhorar a capacidade atencional e diminuir os prejuízos decorrentes de comportamentos hiperativos, facilitando, assim, a aprendizagem. O interessante disso tudo é que as estratégias podem ajudar todos: tanto alunos com TDAH quanto alunos portadores de outros problemas comportamentais ou sem problema algum.

Dicas aos professores

1) Estabeleça rotinas

Mantenha a sala de aula organizada e estruturada. O estabelecimento de uma rotina diária em sala de aula facilitará o entendimento e a aprendizagem de todas as crianças. Estimule o aluno a limpar sua mochila semanalmente e a mantê-la organizada.

2) Crie as regras da sala de aula

Regras claras e objetivas ajudam na manutenção da disciplina em sala de aula. Essas regras podem ser fixadas num painel localizado em local de fácil visualização pelos alunos. Consequências negativas por quebra das regras também podem ser fixadas no painel, assim como as positivas (prêmios) por ações assertivas.

3) Agenda escola-casa

Trata-se de uma estratégia muito utilizada por professores: as famosas agendas de comunicação entre pais e professores. Por meio delas, informações importantes poderão ser trocadas sobre o comportamento do aluno em sala de aula, no recreio escolar, ou sobre a execução de deveres de casa e atividades. Enfim, pais e professores poderão manter um canal de comunicação para saber como está o funcionamento da criança ou do adolescente.

4) Sentar na frente da sala de aula

Será mais fácil monitorar e ajudar o estudante com dificuldade nos estudos e com um comportamento desatento ou hiperativo sentando-o na frente na sala de aula, próximo ao quadro e ao professor. Isso facilitará o controle e o manejo de comportamentos inadequados, além de permitir que o professor faça intervenções ou elogie boas atitudes desse aluno.

5) Matérias mais difíceis no início da aula

Não apenas os portadores de TDAH, mas todos os estudantes estão mais descansados e aptos à aprendizagem no início do horário letivo. Portanto, as disciplinas mais difíceis podem ser "privilegiadas" nesse momento, com maiores chances de serem assimiladas, deixando os conteúdos mais fáceis para o fim.

6) Pausas regulares

Todos temos determinada capacidade para permanecer atentos. Isso significa que, após certo tempo, nossa capacidade atencional diminui muito, assim como nosso desempenho. Portanto, permitir pausas regulares entre as atividades é uma conduta importante para que os alunos possam relaxar por alguns minutos antes da próxima atividade.

7) Ensine técnicas de organização e estudo

Normalmente, crianças e adolescentes apresentam dificuldades para se organizar e planejar os estudos. Se esses estudantes forem portadores de TDAH, a dificuldade será maior. Portanto, o professor pode exercer um papel importantíssimo no ensinamento de técnicas de organização para favorecer o estudo em casa.

8) "Tempo extra" para responder às perguntas

Por que não? Estamos lidando com um aluno que apresenta dificuldade no controle da atenção, desorganizado, mas que pode atingir os objetivos propostos pelo professor. Logo, per-

O REIZINHO HIPERATIVO

mitir um tempo extra para responder às perguntas propostas durante a aula ou durante a prova pode e deve ser realizado.

9) Questione sobre dúvidas em sala de aula

O professor deve questionar o portador de TDAH, assim como outros estudantes que apresentem dificuldades acadêmicas, sobre dúvidas em sala de aula. Isso ajudará na assimilação de conceitos e favorecerá a atenção do aluno.

10) Estimule e elogie

Portadores de TDAH costumam apresentar prejuízos na autoestima, pois estão constantemente recebendo críticas, e podem se tornar desestimulados com a escola. Elogiando e estimulando seu esforço, o aluno se sentirá valorizado, sua autoestima será protegida, e teremos grandes chances de observar um crescimento acadêmico desse estudante. Estimule o aluno com palavras de incentivo. Faça cartazes para serem colocadas no mural de recados com as regras do bom comportamento, recompensas por bom comportamento e consequências pelo desrespeito às regras.

11) Premie o bom comportamento em sala de aula

Também chamado de reforço positivo, essa estratégia visa estimular que comportamentos assertivos sejam potencializados e o interesse pelos estudos aumente, promovendo a melhoria do desempenho acadêmico de todos. Implemente um programa com pontuação e recompensas por bom comportamento, também chamado de economia de fichas. Pode-se escrever um contrato entre você e o aluno em que ele concorde em realizar seus trabalhos de sala e associá-lo a uma premiação em caso de sucesso. O boxe 1 ao fim do capítulo exemplifica premiações em sala de aula.

12) Traga a aula para o dia a dia do aluno

Temos mais um fator importante para a melhoria acadêmica de qualquer estudante: a motivação. Muitas crianças e adolescentes encontram dificuldade para entender a importância de algumas disciplinas. Portanto, a contextualização da matéria ensinada para aspectos do cotidiano pode ser uma boa alternativa para atrair o interesse em sala de aula. Traga a aula para o dia a dia do aluno. A matemática será muito mais interessante caso o aluno aprenda a utilizá-la concretamente em sua rotina diária. O português pode envolver a utilização de recortes de jornais e revistas, assim como geografia e história. Enfim, existem inúmeras formas de tornar as disciplinas motivantes. Ao fim do capítulo, o boxe 2 orienta sobre estratégias para atrair a atenção do aluno em sala de aula.

13) Seja empático

Costumo me lembrar de meus professores do colégio, e os melhores eram sempre aqueles dinâmicos, extrovertidos, que se movimentavam em sala de aula, motivadores, engraçados e que chamavam todos os alunos pelos nomes. Oscile a entonação e o volume de voz para atrair a atenção de todos a todo o momento. O professor pode ser um excelente modelo de comportamento aos seus alunos. Portanto, seja empático.

14) Dividir trabalhos por partes

Uma vez que crianças e adolescentes com TDAH apresentam dificuldade na organização para a execução de trabalhos escolares, ensiná-los a dividir em várias partes pode ser uma grande estratégia para facilitar a resolução e a conclusão, tornando o trabalho menos exaustivo.

15) Agenda e lista de atividades diárias

Atualmente, nossas crianças e adolescentes apresentam um número enorme de atividades: aulas particulares, de inglês, futebol, judô etc. Ensiná-los a utilizar uma agenda ou uma lista de atividades diárias pode auxiliar muito na organização e no planejamento de seu tempo.

16) Leitura sobre os transtornos comportamentais

Professores devem ter algum conhecimento técnico sobre os problemas comportamentais escolares. Portanto, leia bastante sobre o TDAH e outras condições comportamentais que acometem crianças e adolescentes.

17) Seja assertivo

O professor é figura central e modelo de aprendizagem para seus alunos; portanto, seja assertivo em suas colocações. Evite críticas, pois o aluno com TDAH normalmente apresenta um prejuízo muito grande em sua autoestima. Prefira elogios. Caso a crítica seja necessária, converse separadamente com o aluno para evitar expor suas dificuldades acadêmicas e comportamentais aos outros estudantes.

18) Esteja alerta e antecipe problemas

Muitas vezes as mudanças comportamentais dos alunos seguem um padrão. Identificando precocemente esse padrão de comportamento, professores podem antecipar situações problemáticas. Por exemplo: sempre que um aluno levanta da carteira, outros o seguem, e em segundos todos estão conversando e se

TDAH — GUIA DOS PROFESSORES

distraindo. O professor pode se antecipar e combinar que só será permitido que o aluno se levante da carteira após os exercícios terem sido concluídos e com sua autorização. Lembre sobre o comportamento esperado para essa ou aquela atividade em sala de aula.

19) Faça contato visual

Olhe nos olhos de cada aluno e os chame pelo nome periodicamente para atrair e captar a atenção. Dessa forma, os estudantes estarão mais alertas e atentos às suas orientações e aos ensinamentos.

20) Utilize a internet

Alunos que apresentam dificuldade na cópia em sala de aula podem se beneficiar da colocação de textos e deveres de casa na internet ou da distribuição de materiais impressos pelo professor.

21) Estimule a prática de esportes

A prática de atividade física deve ser estimulada sempre. Nesse aspecto, entra com maior ênfase o papel do profissional de educação física. Crianças e adolescentes com TDAH comumente apresentam dificuldades de relacionamento social e são estabanadas nas atividades físicas. Esportes coletivos são excelentes ferramentas para estimular a socialização, melhorar a autoestima, além de ensinar sobre a importância do trabalho em equipe, do respeito às regras, de seguir uma hierarquia de comando e respeitar a autoridade do professor.

Sugestão de premiações escolares

- ❏ Ser o "ajudante" do professor
- ❏ Apagar o quadro
- ❏ Escrever no quadro
- ❏ Buscar equipamento para a aula
- ❏ Sair para beber água
- ❏ Ponto positivo na média
- ❏ Elogio verbal
- ❏ Elogio no caderno
- ❏ Elogio no caderno de comunicação com os pais

Estratégias para atrair a atenção do aluno em sala de aula

- ❏ Acenda e apague as luzes da sala de aula
- ❏ Diga frases do tipo: "Atenção, todo mundo! Vamos lá, turma!"
- ❏ Bata palmas
- ❏ Utilize giz ou marcadores coloridos no quadro
- ❏ Faça contato visual durante todo o tempo com os alunos, especialmente com os mais desatentos
- ❏ Utilize recursos de multimídia, como computadores, tablets, datashow, vídeos, músicas e internet

CAPÍTULO 20

GUIA DOS PAIS PARA PREVENÇÃO DE COMPORTAMENTOS INDESEJADOS

O guia dos pais é um conjunto de dicas e recomendações para a promoção de um ambiente doméstico saudável e acolhedor, visando à melhoria da comunicação e à harmonia entre os membros da casa, diminuindo, assim, as possibilidades do desencadeamento ou da piora de comportamentos opositivos, desafiadores e desobedientes dos filhos. Este guia não é uma "receita de bolo", com todas as informações possíveis e com a solução mágica de questões relacionadas à indisciplina e ao desrespeito dos filhos. No entanto, são ferramentas importantes para ajudá-los nessa difícil jornada de orientação e criação.

Descrevo a seguir as doze regras do guia dos pais para a prevenção de comportamentos indesejados:

1) Tenha um ambiente doméstico saudável

Uma criança que cresce num ambiente doméstico saudável, respeitador, com pais presentes e participativos, terá menores chances de apresentar problemas de comportamentos desafiadores, desobedientes e opositivos.

2) Estabeleça regras e limites

Toda criança necessita de regras e limites. Parece óbvio, mas não é exatamente o que costumo identificar no consultório em muitos casos, principalmente quando falo no transtorno desafiador opositivo. Observo diariamente muitos reizinhos, ditadores e pequenos tiranos que dominam, manipulam e mandam nos próprios pais. Afinal, quem está no comando? Existe uma hierarquia nesse lar? Estabeleça as regras da família, pois seus filhos precisam saber que o "rei" e a "rainha" da casa são os pais. Regras claras e objetivas de convivência facilitam o estabelecimento de um ambiente saudável entre pais e filhos. Os pais devem conversar entre si e dialogar com os filhos, estabelecendo regras, limites e consequências de mau comportamento ou desobediência. Essas regras podem ser discutidas em reuniões de família, envolvendo os pais e os filhos.

As possíveis consequências por mau comportamento devem ser realizadas, quando necessário, como um ato de amor, e

GUIA DOS PAIS PARA PREVENÇÃO DE COMPORTAMENTOS...

não como uma simples punição. Consequências como atos de ameaça, revanche ou punições físicas e morais devem ser evitadas, pois não servem de nenhum propósito. Bater na criança, por exemplo, pode reforçar comportamentos agressivos contra outros colegas na escola.

Conceitos éticos e morais por meio de regras claras e objetivas favorecem a formação de habilidades sociais importantes na criação do caráter e serão utilizados por toda a vida.

3) Realize solicitações claras e objetivas

Frequentemente, deparo com pais que se queixam de que os filhos não lhes obedecem, não cumprem suas solicitações e pedidos. Entretanto, ao perguntar por um exemplo de tais pedidos, costumo ouvir relatos como este:

— Doutor, o Bruno tem 10 anos e já cansei de repetir a seguinte frase antes de sair de casa: "Bruno, quando eu voltar do trabalho, quero ver você de banho tomado, ok?".

Nesse caso, o problema está na forma como esse comando foi feito, pois a mãe de Bruno nunca tem hora para chegar do trabalho: às vezes chega às 16h; às vezes, às 18h; noutros dias, às 21h. A solicitação é muito vaga, porque Bruno não sabe o horário em que deve tomar banho.

A provável solução desse problema de comunicação poderia ser pedir que ele tomasse banho às 18h. Informação clara, objetiva, com enunciado curto e simples.

Outro exemplo interessante é da mãe que passa informações excessivas e desnecessárias à criança, como neste exemplo:

— João Paulo, no período da tarde, quero que você tome banho no banheiro dos fundos, pois o encanamento do da frente

O REIZINHO HIPERATIVO

estourou e o rapaz vai consertar amanhã. Ah, e não se esqueça do xampu azul, porque o amarelo é o antialérgico do seu irmão.

No fim desse pedido, o pobre João Paulo não sabe se é para tomar banho no banheiro da frente ou se não é para tomar banho porque o encanamento do banheiro está quebrado ou se o xampu acabou.

Simplifique, facilitando o entendimento de seu filho, por meio de uma solicitação objetiva:

— João Paulo, por favor, tome banho às 17h no banheiro dos fundos e use o xampu azul.

4) Pai e mãe devem falar a "mesma língua"

É de essencial importância que ambos os pais concordem na maneira de agir e lidar com o filho. Questões comportamentais de indisciplina estão mais presentes, por exemplo, entre filhos de pais que discutem, divergem e que não concordam na maneira de educá-los. Divergências entre pais ou cuidadores expõem fraquezas, falta de comando e descontrole, permitindo que o filho os manipule à sua maneira, como melhor lhe convir a cada momento e em cada situação.

5) Seja um exemplo positivo e pacífico ao seu filho

Muitos pais confundem limite e monitoramento com intolerância, autoritarismo e violência. Na verdade, a família é um grande modelo de aprendizagem para a criança, ou seja, todo comportamento apresentado pelos pais pode ser aprendido e copiado pelo filho que os observa a todo o momento. Pais agressivos, violentos e que realizam ameaças estarão ensinando esse modelo agressivo ao filho. A criança

GUIA DOS PAIS PARA PREVENÇÃO DE COMPORTAMENTOS...

que apanha e escuta ameaças e gritos quando é indisciplinada, por exemplo, pode aprender esse comportamento como correto e passar a apresentar a mesma postura na escola, entre amigos.

6) Seja amigo de seu filho

O significado de amizade é "sentimento fiel de afeição, apreço, estima ou ternura entre pessoas". Portanto, seja amigo e esteja sempre presente na vida de seu filho. Tire um tempo livre diariamente para passar alguns momentos com ele. Exerça uma atenção positiva, conversando, brincando, praticando esportes, passeando com ele e buscando soluções para os mais diversos assuntos.

Nessas horas, não perca tempo criticando ou dando ordens; apenas se divirta e aprecie o momento. Em muitos casos de crianças com comportamentos opositivos e desafiadores, os pais não aproveitam o pouco tempo que têm ao chegar do trabalho para interagir positivamente com eles e acabam por desperdiçar um tempo precioso com brigas, críticas, ameaças, reclamações e gritos.

Pesquisas demonstram que um bom relacionamento entre pais e filhos é um importante fator protetor em relação aos problemas de comportamento. Posso afirmar que uma das funções da família é dialogar, esclarecer dúvidas, ensinar limites e ajudar a criança ou o adolescente a lidar com frustrações. Realize passeios e faça refeições à mesa com toda a família sempre que possível. A integração familiar é essencial para auxiliar na prevenção e no manejo de problemas de indisciplina.

O REIZINHO HIPERATIVO

7) Fortaleça a autoestima de seu filho

Baixa autoestima é uma das grandes características de crianças e adolescentes com sintomas de oposição, desafio ou que se envolvem com drogas. Portanto, ajude a criar uma boa autoestima em seu filho, exercendo um reforço positivo às suas atitudes por meio de elogios, carinho e atenção. Nunca diga coisas do tipo "Você não faz nada certo" ou "Você é pior que todo mundo na escola".

8) Esteja atento às mudanças da adolescência

A adolescência é uma fase de grandes mudanças físicas e comportamentais; logo, esteja preparado para novos desafios e dificuldades na criação dos filhos. Situações conflituosas, brigas, novas exigências, novas amizades e afastamento da família podem ocorrer. Procure dialogar e entender a busca por identidade dos filhos adolescentes.

9) Esteja atento à saúde mental de seu filho

Uma parcela importante de crianças e jovens que têm problemas de indisciplina apresentam transtornos comportamentais como depressão, quadros ansiosos, transtorno desafiador opositivo, de conduta ou TDAH. Na presença de prejuízos acadêmicos e de relacionamentos sociais, procure orientação de um médico psiquiatra especialista na infância e na adolescência para avaliação comportamental completa. Na maioria das vezes, uma intervenção precoce pode exercer importante papel no tratamento desses sintomas.

GUIA DOS PAIS PARA PREVENÇÃO DE COMPORTAMENTOS...

10) Ensine sobre as "pressões" da juventude

A "pressão" que adolescentes vivenciam para serem aceitos em determinados grupos é corriqueira, e essa influência é determinante em sua maneira de agir, pensar, falar, se vestir e se comportar, por exemplo. Essa "pressão" para ser aceito pode ser positiva (tirar boas notas no colégio, praticar esportes e se tornar membro da equipe da escola) ou negativa (matar aula, fumar, beber no boteco após a aula, depredar patrimônios públicos ou furtar objetos em lojas). Portanto, cabe a você orientar os filhos sobre a importância da individualidade e de saber diferenciar a "pressão positiva" da "pressão negativa" exercida por amigos e colegas.

11) Estimule a prática de esportes

A estimulação às práticas esportivas é uma estratégia importante no tratamento dos problemas de indisciplina. Por meio do esporte, conceitos básicos de respeito, ética, moral, hierarquia, companheirismo, organização, liderança, cooperação, trabalho em equipe, competição, aprendizagem de regras, limites, desenvolvimento de habilidades motoras e sociais serão estimulados e ensinados.

Esportes de luta, como judô, capoeira, taekwondo e jiu-jítsu, ajudam no autoconhecimento, no controle das emoções, na disciplina e na inclusão social. A autoestima da criança será protegida, sendo o esporte considerado um fator de proteção também ao envolvimento com álcool e outras drogas. Além disso, praticando esportes ao lado de seu filho, seus laços afetivos se tornam mais fortes.

O REIZINHO HIPERATIVO

12) Comunique-se com a escola

A comunicação entre pais e professores é muito importante para a identificação e o monitoramento do comportamento do estudante. Por essa razão, comunique-se com professores e coordenadores pedagógicos sempre que necessário. A experiência diária de professores com o aluno poderá ser de grande valia para a discussão e a busca conjunta por estratégias e soluções de problemas de indisciplina do estudante presentes tanto na escola quanto em casa.

A agenda escola-casa pode ser uma estratégia interessante de comunicação entre pais e professores. Com a "correria" do dia a dia, muitas vezes pais apresentam dificuldades de estar em contato diário ou semanal com o corpo pedagógico da escola, e essa agenda pode ser uma bela ferramenta de comunicação.

Uma estratégia interessante para conhecer e, posteriormente, monitorar o comportamento da criança ou do adolescente na escola será por meio de um diário escolar de comportamento, como exemplificado no Apêndice 4. O comportamento do estudante será estudado com o auxílio do diário e será muito importante para o entendimento e o planejamento de estratégias de adequação comportamental no ambiente escolar.

CAPÍTULO 21

GUIA DOS PAIS PARA PREVENÇÃO AO USO DE DROGAS

Seria possível prevenir o consumo de drogas na adolescência? Tanto a neurociência quanto a experimentação clínica mostram que sim. O conceito primário de prevenção está ligado à educação emocional e à saúde do sistema familiar e escolar. Basicamente, pode-se dizer que o programa de prevenção deve se iniciar ainda na infância, pois cada vez mais observamos o início precoce desses hábitos. Envolver toda a comunidade é fundamental para o sucesso do programa, que deverá contar com a orientação de pais, professores, diretores, coordenadores pedagógicos, funcionários da escola, amigos, vizinhos, familiares e profissionais da saúde escolar, como psicólogos, fonoaudiólogos, assistentes sociais, psicopedagogos, terapeutas ocupacionais, entre outros.

O acesso à informação por meio de palestras, reuniões, encontros, discussões e leituras com informações médico--científicas é uma peça fundamental. Na verdade, eu diria até um grande alicerce para desmistificar a questão e, assim, diminuir preconceitos. Caso as medidas preventivas falhem, a busca por ajuda médica especializada deve ser realizada quanto antes.

O objetivo deste capítulo é orientar os pais. Devo informar ao leitor que este guia não é uma receita de bolo com a solução mágica e perfeita, mas oferece ferramentas importantes para ajudar os filhos nessa árdua e difícil tarefa de orientação e criação.

Descrevo a seguir as dezessete regras dos pais para a prevenção ao uso de drogas:

1) Não use drogas

A primeira regra parece óbvia, mas constantemente eu me deparo no consultório médico com pais que perdem a credibilidade com os filhos porque fumam, bebem ou abusam do uso de medicamentos controlados, como calmantes. Como pedir que um filho não use drogas, se o próprio pai o faz?

2) Conheça o inimigo

O segundo passo para um correto e eficaz trabalho de prevenção é dominar o assunto antes de conversar com os filhos. Caso contrário, o responsável corre o risco de não ser

GUIA DOS PAIS PARA PREVENÇÃO AO USO DE DROGAS

convincente ou de não apresentar bons argumentos. Leia tudo o que puder sobre cada uma das drogas de abuso. E estou me referindo à leitura de textos científicos, acadêmicos ou de profissionais qualificados que realmente entendam do assunto, pois há muito material disponível na internet que tenta, de maneira falsa, influenciar os jovens com propagandas do tipo: "maconha é uma erva natural" ou "ecstasy é a pílula da felicidade". Saiba quais são as drogas, os locais e os ambientes onde podem ser compradas e consumidas pelos jovens, seus sinais e efeitos no organismo, suas consequências e riscos em curto, médio e longo prazos.

3) Seja amigo de seu filho

Seja amigo e esteja sempre presente na vida de seu filho. Converse, brinque, pratique esportes, passeie com ele, discuta problemas, busque soluções sobre os mais diversos assuntos. Pesquisas demonstram que um bom relacionamento entre pais e filhos é um forte bloqueio contra drogas, e o envolvimento parental na compreensão e na conscientização sobre o problema é de extrema importância. Posso afirmar que uma das funções da família é dialogar, esclarecer dúvidas, ensinar limites e ajudar a criança ou o adolescente a lidar com frustrações. Crescendo num ambiente acolhedor e com regras claras, esses jovens tendem a se tornar mais seguros e menos vulneráveis.

4) Converse sobre o assunto

Essa regra reforça o fato de que, mantendo um diálogo franco e aberto com seu filho, você promoverá melhores resultados. Converse com ele sobre o que são as drogas, seus efeitos no organismo, suas consequências negativas e riscos. Esclareça dúvidas, discuta, argumente e busque respostas com ele. Argumentos simplistas que ouvimos em programas e anúncios de televisão, do tipo "drogas, tô fora", "drogas, nem morto" e "cigarro mata", não surtem efeito nos jovens. É preciso um diálogo amplo e que os pais falem, sem preconceito ou hipocrisia, não só dos efeitos nocivos da droga, mas também sobre seus efeitos prazerosos. Se você adotar um discurso arrogante e simplista, seu filho não se sentirá sensibilizado, podendo esse discurso errático ter o efeito contrário. Enquanto os pais adotam um discurso confuso, o filho está sendo bombardeado por convites de amigos da escola para tomar uma cerveja no fim de semana, por exemplo.

Caso os pais deixem de fora as possíveis sensações prazerosas iniciais, como relaxamento, descontração e desinibição, o filho pode se render ao apelo de amigos e acabar gostando. Converse com seu filho, seja assertivo e enfático em suas colocações, mas não se esqueça de que não há como mantê-lo numa redoma de vidro. Lembre-se: o convite às drogas existirá a todo momento: na escola, na rua, no clube, nas festas, na internet ou em qualquer outro ambiente social do jovem.

5) Observe sua própria atitude e comportamento

Essa regra vem reforçar o fato de que muitos pais se esquecem de que é durante os primeiros anos de vida dos filhos que conceitos éticos e morais são formados. Logo, é de grande importância que revejam sua conduta, pois estão servindo de exemplo.

6) Pratique a religião ou a espiritualidade

A religião ou a espiritualidade é um importante fator protetor ao uso e ao abuso de substâncias psicoativas. Diversos estudos apontam que crianças e adolescentes inseridos em lares nos quais existe algum tipo de prática religiosa ou espiritual estarão mais protegidos do envolvimento com drogas e possivelmente serão mais habilidosos socialmente para dizer "não" a essas substâncias.

7) Monitore as amizades

Em menos de 20% dos casos, a criança ou o adolescente que experimenta drogas tem contato com o traficante. Na maior parte das vezes, é por meio de amigos, colegas de escola, vizinhos, irmãos e primos mais velhos. Conheça as amizades de seu filho. Convide amigos e colegas para almoçar em sua casa ou para um passeio, por exemplo. Caso desconfie de que um deles esteja envolvido com drogas, investigue e, se confirmado, converse com os pais do jovem e oriente seu filho sobre o problema.

8) Pratique esportes com seu filho

A prática esportiva, por si só, é uma grande prevenção ao uso de drogas, pois incentiva o desenvolvimento de noções como disciplina, regras, respeito, hierarquia, companheirismo, organização, liderança, cooperação e trabalho em equipe, além de contribuir para a formação da autoestima da criança. Praticando esportes com seu filho, seus laços afetivos se tornarão mais fortes, e isso favorecerá os esforços para mantê-lo longe das drogas.

O REIZINHO HIPERATIVO

9) Ensine técnicas de recusa

Ensine seu filho a dizer "não" às drogas. Informe que ele tem o direito de não aceitar um convite e que tem sua própria individualidade e personalidade. Explique que isso não faz dele menos importante ou "careta". Caso os amigos insistam, diga que talvez eles não sejam bons amigos, afinal amigos de verdade sabem respeitar sua decisão e sua individualidade. Ajude seu filho a evitar situações de risco, como frequentar festas restritas ao público de uma faixa etária maior que a dele.

10) Fortaleça a autoestima de seu filho

Baixa autoestima é uma das grandes características de crianças e adolescentes que se envolvem com drogas. Trabalhe isso em seu filho, exaltando as atitudes positivas por meio de elogios, carinho e atenção. Nunca diga que ele não faz nada direito ou que é pior que alguém.

11) Pai e mãe devem falar a "mesma língua"

É de essencial importância que os pais estejam de acordo quando o assunto principal é a educação dos filhos. Pais que têm opiniões divergentes a respeito de conduta criam um ambiente favorável às drogas. As divergências expõem fraquezas, falta de comando e descontrole, permitindo que o filho os manipule à sua maneira, quando lhe for mais conveniente.

12) Participe de ações comunitárias

Se envolva em atividades da vizinhança, do condomínio e da comunidade. Participe de reuniões escolares e palestras ou programas de prevenção ao uso de drogas no seu bairro. Crie

GUIA DOS PAIS PARA PREVENÇÃO AO USO DE DROGAS

comitês antidrogas no condomínio, auxilie a escola na elaboração de projetos educacionais de prevenção, denuncie e pressione estabelecimentos comerciais que vendem bebidas alcoólicas e cigarros a menores de idade.

13) Estabeleça regras e limites

Lares nos quais as regras são claras e objetivas facilitam a convivência saudável entre pais e filhos. Os pais devem conversar entre si e dialogar com os filhos, estabelecendo regras, limites e consequências de mau comportamento ou desobediência. As consequências devem ser impostas como um ato de amor, e não como uma simples punição. Tratar as consequências como ameaça, revanche, punições físicas e morais e humilhações não serve a nenhum propósito. Na verdade, pode ter um efeito contrário, aproximando o jovem das drogas por prejudicar a autoestima e piorar a relação com os pais. Além disso, o estabelecimento de conceitos éticos e morais por meio de regras claras e objetivas favorece a formação de habilidades sociais importantes na criação do caráter, e esses serão conceitos utilizados pelo jovem pela vida inteira.

14) Esteja atento às mudanças da adolescência

A adolescência é uma fase de grandes mudanças físicas e comportamentais, então esteja preparado para novos desafios e dificuldades na criação dos filhos. Situações conflituosas, brigas, novas demandas, novas amizades e afastamento da família podem ocorrer. Não existe uma receita de bolo para lidar com tais mudanças, mas um bom conselho é estar atento às regras supracitadas.

15) Atenção à saúde mental da criança e do adolescente

Grande parte das crianças e dos jovens que se envolvem com drogas apresenta transtornos comportamentais da infância, como depressão, quadros ansiosos, transtorno desafiador opositivo, de conduta ou TDAH. Na presença de prejuízos acadêmicos e de relacionamentos sociais, procure a orientação de um médico psiquiatra infantil ou neuropediatra para uma avaliação comportamental completa. Na maioria das vezes, uma intervenção precoce é fundamental.

16) Não estimule a iniciação dentro de casa

É importante observar que grande parcela dos jovens inicia o consumo alcoólico dentro do ambiente doméstico. Trata-se daquele filho que experimenta o primeiro copo de cerveja com o pai e que, posteriormente, desenvolve o hábito de sair para beber com ele. Hoje, sabemos que, quanto mais precoce for o início do consumo, maiores serão as chances de um envolvimento problemático com o álcool ou outras drogas. Portanto, nunca é demais afirmar que o consumo de álcool é proibido para menores de 18 anos, e o exemplo de respeito às leis deve vir de casa.

17) Proíba o uso de drogas

Por fim, e não menos importante, devo dizer que o uso de drogas não pode ser tolerado em hipótese alguma. Muitas vezes, deparo com pais que adotam a política de "redução de danos": "Prefiro dar o dinheiro para ele comprar maconha a deixar que roube e seja preso."

GUIA DOS PAIS PARA PREVENÇÃO AO USO DE DROGAS

Parece que os próprios pais já foram contaminados pela condição do filho. Outros ainda afirmam que permitem o uso da droga dentro de casa para protegê-lo da polícia. Essa postura supostamente protetora de muitos pais só agrava o vício do filho. É imprescindível que qualquer tipo de droga seja proibido pelos membros da família: em casa, na casa de amigos ou em qualquer outro lugar.

Obviamente, a criança deverá ser informada das razões para tal proibição. Nesse caso, os pais deverão seguir as regras supracitadas, como explicar o que são as drogas e responder a todos os porquês.

CAPÍTULO 22

GUIA DOS PROFESSORES PARA PREVENÇÃO AO USO DE DROGAS

O objetivo deste guia é orientar professores no sentido de obter informação e prevenir que seus alunos se tornem usuários de drogas. Descrevo a seguir as doze regras dos professores para prevenção ao uso de drogas.

1) Estude sobre as drogas

Conhecer esse inimigo deve ser o primeiro passo do professor que deseja ajudar no árduo trabalho de prevenção ao uso do álcool e de outras drogas. Esteja preparado para responder às mais diversas perguntas sobre o tema. Lembre-se de que você é um grande exemplo aos alunos e de que, caso não esteja preparado ou demonstre fraqueza, eles se sentirão inseguros em procurá-lo para falar disso.

Outro aspecto importante dessa preparação é que muitas dúvidas de seus alunos serão questões consideradas polêmicas, como: "É verdade que maconha nos deixa relaxados e não faz mal à saúde?". Portanto, amigo professor, capacite-se, estude bastante.

2) Esteja envolvido com um programa educacional preventivo

O programa educacional preventivo é uma forma eficaz de prevenção a ser realizada nas escolas. Esse programa pode ser implementado desde o jardim de infância até o fim do ensino médio e se baseia na aplicação de aulas, leituras, filmes, grupos de estudo e apresentações individuais que abordem a questão das drogas continuamente na escola. Além disso, palestras e debates direcionados aos professores, aos pais e aos alunos, e ministrados por educadores, médicos, psicólogos, advogados, conselheiros, policiais, líderes comunitários e demais especialistas na área da dependência química, mostram-se essenciais para a abordagem do tema sob diferentes aspectos e pontos de vista.

O objetivo do programa é orientar, informar e mostrar o mundo das drogas para os alunos, seus familiares e profissionais da educação, com a intenção de formar opiniões favoráveis ao trabalho de prevenção do consumo dessas substâncias por crianças e adolescentes inseridos no ambiente escolar. Essas atividades precisam ocorrer continuamente durante todo o ano letivo e envolver professores, orientadores, pais e alunos.

GUIA DOS PROFESSORES PARA PREVENÇÃO AO USO DE DROGAS

3) Seja habilidoso na comunicação

Saiba conversar com seus alunos de maneira amigável; mostre-se empático, para que o ambiente escolar seja positivo e agradável. Os estudantes precisam se sentir seguros para compartilhar experiências com você e com o grupo de colegas. Evite posturas autoritárias, sermões e ameaças de punição. Esses comportamentos prejudicam a relação professor-aluno, dificultam a interatividade em sala de aula e aumentam a possibilidade de comportamentos opositivos, desafiadores, desmotivando e, muitas vezes, promovendo o abandono dos estudos.

4) Ajude a construir a autoestima dos alunos

Crianças e adolescentes com baixa autoestima apresentam maiores chances de se envolver com drogas, portanto a figura dos professores é importantíssima para a proteção desses estudantes. Faça um reforço positivo ao aluno, elogiando, estimulando e incentivando, mesmo quando o desempenho estiver abaixo do esperado. Quando precisar criticar, evite expor o aluno diretamente à turma, conversando separadamente. Seja enfático, mas amigável.

5) Não tolere atos de bullying

O bullying pode também colaborar para um prejuízo na autoestima do aluno e favorecer o envolvimento do jovem com as drogas. Não é demais frisar que é dever do professor zelar pelo ambiente positivo e acolhedor dentro da escola.

6) Fique atento aos transtornos comportamentais infantis

Uma vez que os transtornos comportamentais na infância e na adolescência estão presentes em até 89% dos adolescentes envolvidos com drogas, fique atento. Se identificar prejuízos acadêmicos e de relacionamento social de seu aluno, encaminhe-o para uma avaliação comportamental completa, com um médico psiquiatra especialista em infância e adolescência ou neuropediatra.

7) Ensine sobre as pressões da juventude

A pressão que os adolescentes sofrem para serem aceitos em determinados grupos é corriqueira e determinante em sua maneira de agir, pensar, falar, vestir-se e comportar-se. Essa pressão para ser aceito pode ser positiva (tirar boas notas no colégio, praticar esportes e se tornar membro da equipe da escola) ou negativa (matar aula, fumar, beber, depredar patrimônios públicos ou furtar objetos em lojas). Cabe a você, professor, orientar os alunos sobre a importância da individualidade e de saber diferenciar a pressão positiva da negativa.

8) Assertividade

Para saber dizer "não", o estudante precisa ser assertivo em suas colocações. Dessa forma, pode mostrar a outros jovens que não precisa usar drogas para ser feliz ou para fazer parte de determinado grupo. O aluno pode ser afirmativo em suas colocações, fazendo valer seus interesses, sem prejudicar ou agredir os colegas e colocando em prática sua individualidade.

Esse tipo de comportamento assertivo pode ser ensinado por você, professor. Mostre a importância de ser enfático e educado para exercer seus direitos, sem acatar ordens indesejadas apenas para ser aceito.

Ninguém é obrigado a fazer nada, e seguir a própria vontade, respeitando o próximo, não torna ninguém melhor ou pior que os outros.

9) Aulas sobre drogas

Existem inúmeras maneiras de trazer o assunto das drogas para dentro de sala de aula. O ideal é que isso ocorra com frequência e regularidade para que, aos poucos, seja formado um pensamento crítico a respeito. Cada professor pode abordar o tema de formas diferentes e utilizando a própria disciplina. Por exemplo, o professor de matemática pode fazer cálculos sobre o gasto financeiro desnecessário para manter o vício em cigarro e álcool; o de biologia e ciências, analisar os efeitos biológicos deletérios da droga no cérebro humano; o de história, falar das personalidades importantes que perderam a vida para as drogas.

O apelo emocional e simbólico de ícones e ídolos da juventude pode gerar grande sensibilização de crianças e adolescentes. Astros da música brasileira e internacional ou ídolos dos esportes que morreram de overdose podem trazer à tona discussões sobre o problema da dependência.

Nas aulas de geografia ou geopolítica, podem-se debater, por exemplo, os prejuízos econômicos gerados à nação e a todos nós, relacionando as drogas com a violência urbana, a criminalidade, a pobreza, a prostituição infantil, a corrupção, o abandono escolar, o desemprego, além de outras infinitas

O REIZINHO HIPERATIVO

questões. Em português, uma atividade interessante pode ser a leitura e a interpretação de textos sobre o tema. Nos Estados Unidos, por exemplo, já existem disciplinas escolares que tratam exclusivamente do assunto.

10) Grupos de estudo e discussões

A formação de pequenos grupos de estudo, contando com cinco ou seis alunos, é importante ferramenta. Cada grupo pode discutir diferentes aspectos: definição do que são as drogas, efeitos, consequências, prejuízos e peculiaridades de cada uma. O aluno deve ser estimulado a falar, discutir, pensar, racionalizar, criticar e questionar. O objetivo do trabalho será formar opiniões pessoais. Alguns trabalhos em determinadas escolas não surtem efeito, pois muitas vezes convivemos com instituições que "emburrecem" os estudantes. Escolas do tipo "fábricas de decorar" ou "indústrias de vestibulandos" colaboram para a formação de adultos imaturos, inábeis socialmente e vulneráveis às drogas.

A escola deve ser um ambiente em que o jovem é estimulado a pensar e raciocinar para depois agir tendo convicções e opiniões próprias, comportando-se, assim, de maneira habilidosa, consciente e responsável.

11) Role playing

O *role playing* é uma técnica psicodramática que utiliza o teatro como ferramenta. Os estudantes tentam vivenciar, em cena, questões problemáticas que ocorrem na vida real. Situações de risco, em que é possível recusar a droga, ser assertivo nas colocações, resolver problemas, buscar soluções e alternativas ao

GUIA DOS PROFESSORES PARA PREVENÇÃO AO USO DE DROGAS

uso de álcool e outras drogas podem ser encenadas e discutidas após o término do exercício. Os próprios alunos devem ser os escritores, os roteiristas, os diretores e os atores. Terminada a apresentação, todos os jovens devem discutir e questionar o que foi apresentado, pensar em soluções alternativas ajustando à sua realidade, expor dúvidas e debater a situação-problema apresentada.

12) Eduque de verdade seus alunos

Precisamos promover o desenvolvimento da capacidade intelectual, moral e física dos nossos alunos. Educar é muito mais do que ensinar a decorar tabuadas, equações do segundo grau ou conhecer os mártires da Inconfidência Mineira e da Revolução Francesa. Educar é ensinar a pensar, discutir, questionar, duvidar, raciocinar e, dessa maneira, formar opiniões.

Esse treinamento diário em sala de aula, mesmo que não esteja ligado diretamente ao tema, já é um mecanismo e uma ferramenta importantíssima para o combate, pois cria habilidades sociais e intelectuais importantes para que o jovem saiba diferenciar o certo do errado e tome decisões de forma assertiva e responsável.

CAPÍTULO 23

GUIA DE PREVENÇÃO
AO COMPORTAMENTO
BULLYING

Esse programa de prevenção ao comportamento bullying é baseado em extensa pesquisa que realizei com base em projetos utilizados com muito sucesso em diversos países do mundo, no estudo que desenvolvo com meus alunos de mestrado na Bridgewater State University, além de anos de experiência adquiridos na minha clínica no Brasil e em consultorias para escolas em todo o país.

O objetivo do programa antibullying é aumentar o conhecimento, alertando e capacitando pais, professores, coordenadores pedagógicos, demais profissionais da educação e toda a

O REIZINHO HIPERATIVO

sociedade sobre o bullying e a violência escolar. Além disso, visa prevenir o surgimento de novos casos e tratar os já existentes na instituição de ensino.

Outra questão fundamental do programa é a busca pela melhoria das relações sociais entre os jovens, utilizando-se de conceitos de ética e moral para ajudar no desenvolvimento de um ambiente escolar saudável, seguro e acolhedor para todos. Isso tudo estimulará uma cultura pacifista na escola e na vida de forma geral.

Divido este programa em vinte itens essenciais que devem ser implantados nas instituições de ensino para conseguirmos efetivamente combater o bullying escolar. Gostaria de lembrar a todos que o programa tem data de início, mas não de término. Esse projeto de combate ao comportamento agressivo entre estudantes deve ser incorporado ao dia a dia, de forma contínua, na vida acadêmica de alunos, professores, pais e profissionais da educação. Isso significa que uma implantação do projeto com duração limitada de um ou dois meses, por exemplo, não surtirá efeito algum.

1) Psicoeducação

O primeiro passo para obter sucesso na implantação de um programa antibullying na escola é o trabalho psicoeducativo, que consiste em oferecer informação sobre o comportamento bullying a pais, professores e demais profissionais da escola, incluindo todos os funcionários, como pessoal da limpeza, da segurança, da cantina, entre outros. Ele pode ser realizado por meio de palestras, cursos, encontros de pais e mestres, reuniões e debates. A ideia principal é contextualizar e familiarizar a todos

GUIA DE PREVENÇÃO AO COMPORTAMENTO BULLYING

sobre o problema, explicando o que é, as principais características, causas e consequências de curto, médio e longo prazos, enfatizando os possíveis prejuízos acadêmicos, sociais e de autoestima das vítimas. Materiais informativos sobre o bullying devem ser repassados, como livros, guias, folhetos e cartilhas. Recursos audiovisuais, como filmes, vídeos, documentários e sites sobre esse tema, também podem ser indicados.

2) Palestra inicial a pais e professores

Uma vez definida a data de início do programa, uma boa estratégia será oferecer uma palestra psicoeducativa introdutória a pais, responsáveis, professores e demais profissionais da escola. Durante a palestra, todas as etapas devem ser explicadas, e assim como o processo de aplicação do projeto na escola. A participação de todos será fundamental, É essencial que se sintam à vontade para fazer perguntas, tirar dúvidas, dividir experiências e sugestões com toda a equipe pedagógica. Ao término da palestra, os participantes devem sair com algum grau de conhecimento sobre o tema e comprometidos com o programa.

3) Palestra inicial aos alunos

Obviamente, será necessário que os alunos recebam muitas informações. A escola precisa se colocar como parceira e companheira dos estudantes na busca por um ambiente seguro, pacífico e livre de violência. Uma dica eficiente é realizar uma palestra inicial separando os alunos por turmas. A apresentação para um número reduzido de estudantes aumenta o interesse e a interação deles.

4) Projeto mentor

O projeto mentor é uma estratégia de psicoeducação em que os alunos mais velhos são treinados por um professor sobre o bullying. Posteriormente, esses alunos vão até as salas de aula de crianças mais novas e oferecem palestras para ensiná-las sobre a violência escolar e orientá-las sobre as estratégias de combate a esse problema.

5) Reuniões de professores e coordenação

Professores e coordenadores pedagógicos devem se reunir periodicamente para discutir a evolução do programa antibullying. Em muitas escolas, o corpo docente costuma se reunir semanalmente para repassar aspectos pedagógicos. Minha sugestão é reservar alguns minutos dessa reunião semanal para debater sobre as políticas antibullying implantadas, seus resultados, problemas enfrentados, possíveis soluções e novas estratégias a serem desenvolvidas. Representantes de turma podem ser convidados para discutir o problema e ajudar na busca por soluções.

6) Disciplina de ética e problemas sociais

Vivenciei uma experiência interessante no colégio em que estudei, nos Estados Unidos, há mais de vinte anos. A disciplina se chamava "problemas sociais", e o objetivo era debater e orientar os alunos sobre questões do nosso cotidiano, como drogas, sexo, gravidez na adolescência, violência, criminalidade, ética e bullying. Cada vez mais tenho a convicção de que, para termos sucesso na aplicação de um programa antibullying, temos de criar estratégias de diálogo com o jovem, falar e ouvir. Assim, poderemos discutir, orientar e buscar saídas por meio da troca

GUIA DE PREVENÇÃO AO COMPORTAMENTO BULLYING

de informações, pois, muitas vezes, determinada estratégia antibullying pode ser eficiente numa escola e pouco produtiva em outra. Tudo dependerá de múltiplas variáveis, e a única forma de conhecê-las será por meio do diálogo. Uma disciplina que aborde conceitos éticos relativos aos problemas sociais do dia a dia do aluno pode ser uma forma de identificar situações problemáticas e ajudar na busca por soluções práticas e duradouras.

7) Caixa de recados

A caixa de recados funciona como um canal de comunicação entre estudantes e educadores, em que os alunos podem reportar incidentes, pedir ajuda e denunciar atos de bullying. O anonimato pode ser importante em casos nos quais a criança ou o adolescente não se sentir confortável para falar diretamente sobre o assunto com um professor. Essa caixa de recados pode ser colocada em locais estratégicos da escola, como corredores e pátio. Outra opção pode ser a criação de uma caixa virtual de recados, utilizando um endereço de e-mail com a mesma finalidade.

8) Supervisão do ambiente escolar

Estudos indicam que muitos episódios de bullying ocorrem na escola em momentos em que não existe nenhuma supervisão de um adulto. Por esse motivo, as áreas livres, como pátios, jardins, quadras poliesportivas e campos de recreação e lazer utilizados durante o recreio, devem ser bem monitorados por professores ou monitores. Essa supervisão é importante e necessária, mas esses profissionais precisam estar capacitados para saber intervir depressa, quando necessário. A mensagem que todo monitor deve passar aos estudantes é clara: "O bullying não será tolerado". Um posicionamento firme da escola vai desencorajar comportamentos agressivos e mandar uma mensagem clara, alertando sobre as consequências. Além de atuar na inibição e na interrupção de atos de bullying, o professor responsável pela turma deve ser informado, nos casos de alunos do ensino fundamental, enquanto, para alunos do ensino médio, a referência pode ser a coordenadora pedagógica.

9) Constituição antibullying da sala de aula

Há um tempo, testei uma experiência interessante numa escola em Petrópolis, cidade do Rio de Janeiro. Havia uma turma do sétimo ano do ensino fundamental em que o bullying estava ocorrendo em larga escala e, como diziam os professores, "contaminando toda a escola". Então, sugeri uma nova estratégia: a criação de uma "constituição" pelos alunos dessa turma.

Essa atividade teve início com Daniela, professora de história, que conversou com os estudantes sobre o bullying, suas implicações éticas e os prejuízos a que todos estavam expostos por causa desse comportamento. Além disso, debateu-se sobre a importância de regras para proteger e fortalecer a democracia e o desenvolvimento da amizade e de uma cultura pacifista no mundo. Conflitos étnicos, guerras e combates em diversos países serviram de exemplo para mostrar que a busca por poder a qualquer custo, a intolerância, a agressividade, o preconceito religioso ou a aversão a estrangeiros, somados à falta de diálogo, trouxeram sofrimento, destruição e morte para muitos povos.

GUIA DE PREVENÇÃO AO COMPORTAMENTO BULLYING

Desse debate, foi concluído que algo deveria e poderia ser feito para acabar com o bullying ali. Foi decidido que um conjunto de regras criadas e desenvolvidas pelos próprios estudantes seria o primeiro passo na busca do equilíbrio e da paz na turma. Daí em diante, a professora guiou os alunos no desenvolvimento da "constituição antibullying da turma 704", e eles estabeleceram cinco regras que deveriam ser seguidas: a) o bullying não será tolerado; b) não vamos agredir outros estudantes; c) vamos ajudar colegas vítimas de bullying; d) vamos incluir qualquer aluno deixado de lado no recreio; e) contaremos a um adulto, em casa e na escola, caso presenciemos um ato de bullying.

Os estudantes determinaram também que o aluno que quebrasse alguma das regras seria julgado e punido pelos próprios colegas, e tal julgamento seria mediado pela professora Daniela, que se tornou a coordenadora de assuntos relativos ao bullying da turma. Casos graves seriam encaminhados à direção, enquanto casos menores poderiam ser resolvidos dentro da própria sala.

Uma carta foi escrita com todos os conceitos, regras e consequências da "Constituição antibullying da turma 704" e assinada por todos os alunos e pela professora. Além disso, um grande cartaz foi afixado no mural de recados da sala.

O modelo antibullying criado pelos alunos do sétimo ano fez tanto sucesso que foi incorporado pelo colégio inteiro, tendo servido de molde inclusive para o ensino médio. Hoje, todos que entram na escola conseguem identificar os cartazes antibullying afixados no pátio, nos banheiros e nas salas de aula.

Uma constatação importante foi que, quando os alunos participam da discussão dos problemas, na criação de regras e consequências por mau comportamento, eles são mais aptos

O REIZINHO HIPERATIVO

a segui-las e mais rígidos nas punições. Sugiro, portanto, que exista um debate e a participação dos estudantes nas tomadas de decisão da instituição de ensino, por meio de reuniões, votações e conversas. Esse exercício democrático favorecerá a assertividade da direção e da coordenação pedagógica, promoverá a harmonia na escola e será mais uma aula de cidadania aos alunos.

Os conceitos trabalhados na "Constituição antibullying da turma 704" não se restringem apenas ao bullying escolar, mas também a questões éticas e morais que servem de modelo para a formação do caráter de cidadãos responsáveis e promotores da paz, do diálogo, da democracia e do respeito mútuo. Afinal, qual é o objetivo da instituição de ensino? Será que é apenas capacitar para o vestibular? Será que não é por isso que estamos numa sociedade violenta, agressiva, individualista e egoísta?

10) Elogios e punições

Os professores devem elogiar comportamentos positivos de seus alunos quando identificam situações em que as regras antibullying são respeitadas. Por exemplo, quando os alunos acolhem colegas que estejam sozinhos no recreio ou quando recriminam um bully que tenta humilhar outro estudante. Um aluno que costuma praticar bullying pode ser elogiado quando começa a abandonar esse comportamento.

Todos sabemos que os elogios servem como estímulos, porém muitas vezes temos de utilizar técnicas de punição para corrigir e interromper comportamentos desarmoniosos e agressivos. A escolha do tipo de punição deve levar em consideração idade, sexo, personalidade e características de cada estudante, assim

GUIA DE PREVENÇÃO AO COMPORTAMENTO BULLYING

como a gravidade do ato. Basicamente, o estudante deve receber, por meio da punição, uma mensagem clara de que seu comportamento é inaceitável e que o bullying não é tolerado. Possíveis punições são: conversa individual com o aluno após a aula ou durante o recreio, suspensão de privilégios, suspensão de parte do recreio, trabalho comunitário na escola após a aula, conversa com a coordenadora pedagógica, conversa com o diretor da escola, comunicado aos pais e reunião particular dos pais com o diretor.

11) Role playing

O *role playing* é outra técnica que pode ser utilizada. Consiste na criação de uma minipeça de teatro em que os alunos encenam um tema que está relacionado ao bullying: desrespeito, preconceito, intolerância, agressividade e abuso de poder. Esse tema pode surgir de exemplos concretos de sala de aula ou situações de problemas em geral. Após a encenação, mediados pela professora, os estudantes podem debater e discutir aspectos éticos e morais. É muito importante ressaltar que, escondidos atrás de um personagem fictício, eles são capazes de conversar e discutir assuntos considerados tabus. O estímulo ao debate faz parte da aprendizagem, e o *role playing* se mostra mais uma ferramenta valiosa no modelo de combate ao bullying escolar.

12) Trabalhos em grupo

Os trabalhos em grupo podem ser uma excelente opção para ensinar e estimular o estudo do bullying. Recordo-me de um colégio em que orientei sobre o desenvolvimento de um programa antibullying no qual os alunos criaram uma cartilha de

O REIZINHO HIPERATIVO

responsabilidades sobre a violência na escola. Uma outra escola conseguiu motivar muito seus estudantes com a elaboração de um concurso para a criação de um pôster do programa antibullying, liderado pela professora de artes.

13) Atividades extracurriculares

Atividades extracurriculares, como passeios e visitas a museus ou a uma reserva ambiental, podem ter um impacto positivo importante no relacionamento social dos estudantes. Conceitos de solidariedade, trabalho em equipe e amizade podem ser estimulados e compartilhados entre alunos, professores, coordenadores e monitores. Nessas atividades, é muito importante que a equipe pedagógica esteja atenta para que todos os estudantes participem e se divirtam.

14) Esporte

O esporte pode representar um grande fator de inclusão entre todos os alunos. O papel do professor de educação física será fundamental. Durante atividades esportivas, crianças e adolescentes terão a possibilidade de aprender sobre a importância do trabalho em equipe e desenvolver conceitos essenciais para a vida adulta, como disciplina, hierarquia, amizade, ética, respeito, motivação, confiança e equilíbrio emocional. Para que consigamos desenvolver todas essas habilidades, é necessária a presença de um professor capacitado e que saiba trabalhar as diferenças de cada estudante para incluí-lo de forma adequada ao grupo.

Pelo estudo dos perfis psicológicos de crianças e adolescentes mais aptos a se tornarem alvos de bullying, encontramos alunos

GUIA DE PREVENÇÃO AO COMPORTAMENTO BULLYING

inseguros, pouco empáticos e inabilidosos na comunicação e nos esportes. Por isso, saber identificar estudantes com esse perfil é muito importante para que possamos desenvolver suas potencialidades e torná-los mais empáticos e habilidosos na comunicação, no relacionamento social e nos esportes. Dessa forma, teremos a chance de diminuir a possibilidade de se tornarem vítimas de bullying no futuro.

Normalmente, alunos com essas características são excluídos nas atividades físicas e nas atividades de grupo. Eles costumam ser sempre as últimas crianças a serem escolhidas para os times. Nessa situação, o professor pode utilizar uma estratégia muito simples e igualmente eficaz. Em vez de escolher aleatoriamente dois estudantes para formar os times, pode escolher os menos habilidosos no esporte. Assim, contribuirá para suas interações sociais, estimulando a comunicação, mostrando a todos os estudantes que esses alunos também são capazes de exercer certa liderança. Como resultado final disso tudo, estará fortalecendo a autoestima.

Já observei muitos casos em que o esporte ajudou estudantes que sofriam bullying a darem a volta por cima, recuperar a autoestima e se posicionar melhor contra esse tipo de violência. Costumo dizer que nos esportes ninguém é ruim em tudo. Com muito empenho do estudante e do professor de educação física, podemos descobrir aquele esporte em que ele é mais habilidoso e que deve ser estimulado e reforçado. Todos os esportes podem ser utilizados para o desenvolvimento de habilidades atléticas e sociais em crianças e adolescentes vítimas de bullying. O que fará a diferença será quão habilidoso o professor de educação física é e a qual esporte aquele estudante se adapta melhor.

O REIZINHO HIPERATIVO

Outra questão importante será a possibilidade de ensinar alguma luta. Além de todos os benefícios sociais supracitados de que o esporte é capaz de conquistar, o objetivo mais específico de esportes de luta, como judô, caratê, capoeira ou jiu-jítsu, não será tornar os jovens aptos à briga, e sim ensinar técnicas de defesa pessoal que fortaleçam a autoestima. Lembre-se de que o bully estará procurando aquelas crianças ou adolescentes que não sabem e não conseguem se defender dos atos agressivos. Nesse caso, o bully pensará duas vezes antes de escolher esse estudante como alvo de violência.

Um dado muito importante foi identificado nos estudos do pesquisador Dan Olweus com relação à associação entre força física e popularidade entre meninos. Ao que parece, aqueles alunos fisicamente mais fortes são mais populares na escola e, consequentemente, menos propensos a se tornar alvos de bullying, enquanto estudantes mais fracos tendem a ser menos populares.

15) Amigos facilitadores

Toda turma de colégio tem alunos extremamente habilidosos. São líderes na sala, comunicativos, tiram boas notas e apresentam boa índole. Muitas vezes, os professores podem contar com uma ajuda informal desses estudantes, solicitando que façam companhia e incluam aqueles alunos deixados de lado no recreio ou que sejam vítimas de bullying. Essa atitude aumenta as chances do adolescente pouco habilidoso e com poucos amigos de se enturmar. Em contrapartida, o bully se sentirá intimidado.

16) Prevenção ao cyberbullying

Ensinar estratégias de prevenção ao cyberbullying é essencial para o sucesso do programa, visto que o bullying virtual tem crescido assustadoramente entre estudantes brasileiros. Essas informações devem ser divididas com os pais de crianças e adolescentes, pois eles terão as melhores oportunidades de trabalhar os conceitos de prevenção ao cyberbullying. Essas informações também são importantes para a prevenção de outra epidemia virtual: a pedofilia infantil. Eis as principais dicas:

a) Converse com seu filho sobre cyberbullying e suas implicações.

b) Monitore o uso do computador e verifique que tipos de site ele costuma visitar.

c) Pergunte quem são suas amizades on-line.

d) Ensine-o a bloquear bullies e estranhos em redes sociais.

e) Oriente que nunca ofereça informações pessoais, como número de telefone e endereço, a estranhos.

f) Ensine a criar senhas difíceis de serem descobertas, misturando letras e números para dificultar a ação de *hackers*.

g) Oriente para que ele não forneça senha de e-mails ou de páginas pessoais como Facebook e Instagram, mesmo que para amigos.

h) Não permita que publique fotos muito expositivas — em trajes de banho — ou que mostrem o colégio ou a casa.

i) Alerte que tudo o que escrever poderá ser reproduzido e difundido na internet.

j) Peça que evite contato com desconhecidos na internet.

k) Explique que, muitas vezes, pessoas mentem informações como idade e profissão, normalmente com más intenções.

l) Oriente que desligue o computador caso perceba ou visualize algo considerado agressivo ou errado on-line.

17) Conversa com o agressor e a vítima

Após a identificação de um caso de bullying na escola, é fundamental a conversa com os envolvidos. Inicialmente, ela deve ser realizada em particular com o autor ou os autores do bullying e, em outro momento, com o alvo das agressões.

Outra questão importante é avaliar a possibilidade de essa criança estar passando por problemas psicológicos ou questões familiares. Dependendo da gravidade e da incidência dos atos, seus pais devem ser chamados para uma conversa.

No caso da vítima, devemos nos posicionar apoiando, oferecendo auxílio, mostrando que o bullying não será permitido, que ele receberá toda a proteção e a ajuda necessárias para superar esse problema. Temos também de estar atentos aos problemas emocionais e a questões domésticas desse aluno.

18) Separar os bullies

Normalmente, os autores de bullying andam em grupo. Uma estratégia inteligente é a separação desses alunos em diferentes turmas, diminuindo o poder deles e protegendo as vítimas das possíveis agressões. Esse tipo de conduta pela coordenação pedagógica envia uma poderosa mensagem aos agressores.

19) Encaminhamento dos casos graves

Graças a possíveis transtornos comportamentais entre autores e vítimas de bullying, todos os casos graves devem ser encaminhados para avaliação médica com um especialista em comportamento infantil, um psiquiatra da infância e da adolescência. Ele será o profissional capacitado para avaliar, diagnosticar e tratar problemas comportamentais como o transtorno desafiador opositivo, de conduta, TDAH, fobia social, síndrome de Asperger ou outros comportamentos problemáticos envolvendo o risco de suicídio, como nos casos de depressão grave.

20) Treinamento em habilidades sociais

Crianças e adolescentes com um perfil psicológico de risco de se tornar alvos de bullying podem se beneficiar de treinamentos em habilidades sociais ou de terapia comportamental. Elas terão a chance de aprender a fazer novas amizades e interagir com outros estudantes de forma mais eficiente. Esses jovens poderão aprender também a se defender.

* * *

Os estudos e as pesquisas em que programas antibullying foram implantados revelam que há uma redução de mais de 50% dos casos de bullying escolar, além da diminuição de comportamentos de conduta, como vandalismo, brigas, furtos e violência em geral. Há também uma melhora nas relações sociais entre alunos e professores, promovendo um clima de amizade, cooperação e disciplina que favorece a aprendizagem

O REIZINHO HIPERATIVO

de todos. O programa atinge melhores resultados em longo prazo e, como explicado antes, deve ser realizado de maneira continuada, e não como um projeto curto e episódico. Não podemos continuar assistindo a essa violência dia após dia sem tomar uma atitude, portanto desejo muita sorte e sucesso na aplicação desse programa antibullying.

O que os pais de bullies podem fazer?

Inicialmente, os pais de crianças ou adolescentes autores de bullying devem conversar com a coordenação pedagógica da escola para se inteirar dos fatos e se posicionar perante o problema, mostrando ao filho que esse tipo de comportamento é errado e deve ser interrompido imediatamente. Os pais devem conversar e combinar com a criança ou o adolescente sobre regras básicas de convívio social e respeito. Punições por mau comportamento devem ser enfatizadas, mas castigos físicos precisam ser terminantemente evitados, a fim de não reforçar a agressividade e a violência como uma estratégia para resolver problemas.

Atividades recreativas entre pais e filhos são uma dica importante, pois estimulam o relacionamento e a interação social da criança com suas principais figuras de apego e autoridade. Pais podem aprender mais sobre o comportamento dos filhos, e, quanto melhor for essa relação, maiores serão as chances de termos sucesso na aplicação de regras e limites.

O que os pais das vítimas podem fazer?

Se os pais suspeitam de que seu filho é vítima de bullying na escola, devem entrar em contato com a coordenação pedagógica quanto antes e agendar um encontro para discutir o problema. De modo geral, identifico pais que aumentam o isolamento dos filhos como uma tentativa de "protegê-los" das agressões. Essa superproteção é altamente nociva à criança, pois tende a aumentar o distanciamento dos outros estudantes e prejudica o desenvolvimento de habilidades sociais. Em vez da superproteção, os pais devem trabalhar junto com a escola no desenvolvimento de estratégias que eliminem a violência escolar, além de pensar em prevenção, no programa antibullying e em atitudes mais assertivas e positivas, como a estimulação à prática esportiva, para aumentar a interação social com outras crianças e desenvolver habilidades atléticas, melhorar sua autoestima e sua socialização.

CAPÍTULO 24

SITES NA INTERNET

A rede mundial de computadores nos disponibiliza uma série de endereços eletrônicos aos quais podemos ter fácil acesso à informação. A seguir, listo alguns desses principais endereços, em que textos relacionados aos temas abordados no livro podem ser encontrados.

Em português:

CBI OF MIAMI
www.cbiofmiami.com

O REIZINHO HIPERATIVO

Comportamento infantil
www.comportamentoinfantil.com

Associação Brasileira do Déficit de Atenção
www.tdah.org.br

Associação Brasileira de Familiares, Amigos e Portadores de
Transtornos Afetivos
www.abrata.org.br

Associação Brasileira de Psicoterapia Cognitiva
www.abpcbrasil.com.br

Associação Brasileira da Síndrome de Tourette, Tiques e Transtorno Obsessivo-Compulsivo
www.astoc.org.br

Centro de Valorização da Vida
www.cvv.org.br

Safernet Brasil
www.safernet.org.br

Todos pela Educação
www.todospelaeducacao.org.br

Unidade de Pesquisas em Álcool e Drogas
www.uniad.org.br

SITES NA INTERNET

Associação Brasileira de Estudos do Álcool e outras Drogas
www.abead.com.br

Unidade de Pesquisa em Álcool e Drogas — Unifesp
www.uniad.org.br

Centro de Informações sobre Drogas Psicotrópicas — Cebrid
www.cebrid.epm.br

Álcool e Drogas sem Distorção — Hospital Israelita Albert
Einstein
www.einstein.br/alcooledrogas

Instituto Nacional do Câncer
www.inca.gov.br/tabagismo

Alcoólicos Anônimos
www.alcoolicosanonimos.org.br

Narcóticos Anônimos
www.na.org.br

Nar-Anon
www.naranon.org.br

Amor Exigente
www.amorexigente.org.br

Em inglês:

Children and Adults with Attention DeficitHyperactivity Disorder
www.chadd.org

American Academy of Child and Adolescent Psychiatry
www.aacap.org

MGH School Psychiatry
www.schoolpsychiatry.org

NYU Child Study Center
www.aboutourkids.com

Anxiety Disorders Association of America
www.adaa.org

Child and Adolescent Bipolar Foundation
www.bpkids.org

Colorado Anti-bullying Project
www.no-bully.com

American Academy of Addiction Psychiatry
www.aaap.org

National Institute on Drug Abuse
www.nida.nih.gov

SITES NA INTERNET

National Institute on Drug Abuse for Teens
teens.drugabuse.gov

National Institute on Alcohol Abuse and Alcoholism
www.niaaa.nih.gov

Substance Abuse and Mental Health Services Administration
www.samhsa.gov

Center for Treatment Research on Adolescent Drug Abuse
www.med.miami.edu/ctrada

O AUTOR

Gustavo Teixeira é cofundador e diretor executivo nos Estados Unidos do Child Behavior Institute of Miami (CBI of Miami), a maior empresa de ensino on-line em comportamento e saúde mental infantil da América Latina. Estudou nos Estados Unidos, graduando-se pela South High School, em Denver, onde aprendeu sobre programas escolares de inclusão de crianças com necessidades especiais. Médico, continuou seus estudos no Instituto de Psiquiatria da Universidade Federal do Rio de Janeiro. É pós-graduado em dependência química pela Universidade Federal de São Paulo e em saúde mental infantil pela SCMRJ. Tem curso de extensão em psicofarmacologia da infância e da adolescência pela Harvard Medical School. É mestre em educação pela Framingham State University, nos Estados Unidos, e palestrante internacional em inclusão e educação especial, tendo apresentado dezenas de workshops em vários países nos últimos anos,

O REIZINHO HIPERATIVO

incluindo Estados Unidos, Austrália, Coreia do Sul, Áustria, Inglaterra, Suécia e Portugal, além de cursos de verão nos Estados Unidos para o Department of Special Education na Bridgewater State University, universidade norte-americana localizada em Massachusetts, onde é professor visitante há mais de dez anos.

Dr. Gustavo Teixeira é um dos responsáveis pela popularização de livros psicoeducacionais no Brasil. O autor já vendeu mais de 200 mil exemplares e publicou grandes sucessos de vendas pela Editora BestSeller, como: *Manual do autismo, Manual da adolescência, Manual dos transtornos escolares, Manual antibullying, Manual antidrogas, O reizinho da casa, Desatentos e hiperativos.*

APÊNDICES

APÊNDICE 1 – TABELA DE ECONOMIA DE FICHAS

NOME: Maurício, 10 anos de idade
DATA: Quarta-feira, 4 de março de 2020

COMPORTAMENTO	DIAS DA SEMANA						
	Segunda	Terça	Quarta	Quinta	Sexta	Sábado	Domingo
1) Manter o quarto arrumado	1	1	1	0	0		
2) Comer toda a salada de seu prato no almoço	0	1	0	0	1		
3) Participar adequadamentedas atividades propostas pela professora na escola	1	0	0	1	1		
4) Ser educado com os colegasda escola	1	1	1	0	1		
5) Realizar os deveres de casa às 15h	1	0	1	1	0		
6) Escovar os dentes após as refeições	1	1	1	1	0		

Comportamento positivo = 1 ponto

Comportamento negativo = 0 ponto

Pontos necessários para o prêmio semanal + 1 ficha = *29 pontos*

Prêmio dessa semana: *Ir ao aniversário do Rafinha na Lanhouse do tio Geraldo*

Adaptado de *CLARK, L. SOS Help for parents*, 2003.

APÊNDICES

APÊNDICE 2 – OPÇÕES DE RECOMPENSAS

NOME: Maurício, 10 anos de idade
DATA: Março de 2020

RECOMPENSA	CUSTO EM FICHAS
Ir ao McDonald's	2
Ir à sorveteria	2
Ir à lanhouse	4
Barra de chocolate	1
DVD novo	2
Assistir televisão durante a semana até às 21h	3
Jogar no computador por 2 horas durante a semana	3
Dormir na casa do Guilherme	2
Comprar 1 jogo de videogame	6

Adaptado de *CLARK, L. SOS Help for parents*, 2003.

O REIZINHO HIPERATIVO

APÊNDICE 3 – CONTRATO PAIS-FILHO

Eu, *Marcelo* concordo em: *manter meu quarto arrumado, livros na estante, roupas e brinquedos guardados no armário.*

Nós, pai e mãe, concordamos em: *permitir que Marcelo brinque no computador diariamente até às 19h.*

Caso *Marcelo não cumpra sua obrigação, ele estará proibido de brincar no computador até que cumpra o que foi combinado.*

DATA: 5 de março de 2020

CONTRATO TERMINA EM: 30 de maio de 2020, podendo ser renovado.

ASSINATURAS: _____
(Filho)

_____
(Pai)

_____
(Mãe)

Adaptado de CLARK, L. SOS Help for parents, 2003.

APÊNDICE 4 – DIÁRIO ESCOLAR DE COMPORTAMENTO

NOME: Ricardo, 8 anos
DATA: 11 de março de 2020

COMPORTAMENTO	NOTAS DA SEMANA				
	Segunda	Terça	Quarta	Quinta	Sexta
Participação em atividades de aula	2				
Qualidade do dever de casa	2				
Respeito às regras na sala de aula	1				
Respeito aos funcionários da escola	3				
Comportamento no recreio escolar	2				
Comportamento com outros alunos	1				

PONTUAÇÃO TOTAL DA SEMANA:

Excelente = 4   Bom = 3   Regular = 2   Insuficiente = 1

Nome do(a) professor(a): Maria

Comentários sobre o comportamento do aluno na semana:

_____

_____

_____

Adaptado de BARKLEY, R.A.; BENTON, C.M. Your defiant child, 1998.

BIBLIOGRAFIA

AMERICAN Academy of Child and Adolescent Psychiatry. *Practice parameter for assessment and treatment of children and adolescents with Attention-Deficit Hyperactivity Disorder.* Disponível em: http://www.aacap.org/galleries/PracticeParameters/JAACAP_ADHD_2007.pdf. Acesso em: 2 jan. 2020.

AMERICAN Academy of Child and Adolescent Psychiatry. *Practice parameter for assessment and treatment of children and adolescents with oppositional defiant disorder.* Disponível em: http://www.aacap.org/galleries/PracticeParameters/JAACAP_ODD_2007.pdf. Acesso em: 2 jan. 2020.

AMERICAN Academy of Child and Adolescent Psychiatry. *Practice parameter for assessment and treatment of children and adolescents with conduct disorder.* Disponível em: http://www.aacap.org/galleries/PracticeParameters/Conduct.pdf. Acesso em: 2 jan. 2020.

AMERICAN Psychiatric Association. *Diagnostic and statistical manual of mental disorders.* 5. ed. Washington: American Psychiatric Association, 2013.

AMERICAN Psychiatric Publishing. *Dulcan's Textbook of child and adolescent psychiatry.* Washington: American Psychiatric Publishing, 2010.

AMERICAN Psychiatric Publishing. *Textbook of child and adolescent psychiatry.* 3. ed. Washington: American Psychiatric Publishing, 2004.

ARANA, G.W. *Handbook of psychiatric drug therapy.* 4. ed. Philadelphia: Williams Wilkins, 2000.

BARKLEY, R.A.; BENTON, C.M. *Your defiant child.* Nova York: The Guilford Press, 1998.

BARKLEY, R.A.; EDWARDS, G.H.; ROBIN, A.L. *Defiant teens*: a clinician's manual for assessment and family intervention. Nova York: The Guilford Press, 1999.

BARKLEY, R.A. The Relevance of the Still Lectures to Attention Deficit Hyperactivity Disorder A Commentary. 2006; 10; 137 J Atten Disord.

BRADLEY, C. *The behavior of children receiving Benzedrine.* Am J Psychiatry 94:577-585, November 1937.

BRAZELTON, T.B.; SPARROW, J.D. *Disciplina*: o método Brazelton. Porto Alegre: Artes Med Editora, 2005.

CASH, S.J. *Epidemiology of Youth Suicide and Suicidal Behavior.* Curr Opin Pediatr. 2009 October; 21(5): 613-619.

CLARK, L. *SOS Help for parents*: A practical guide for handling common everyday behavior problems. 2nd edition, Parents Press & SOS Programs, 2003.

DANCE SAFE. Disponível em: http://www.dancesafe.org/ Acessado em 02/01/2020.

BIBLIOGRAFIA

DAVIS, M.R. *School success for kids with emocional and behavioral disorders.* Waco: Prufrock Press Inc., 2011

DAWSON, P.; GUARE, R. *Executive skills in children and adolescents.* Nova York: The Guilford Press, 2004.

DEL PRETTE, Z. *Psicologia das habilidades sociais:* terapia e educação. Petrópolis: Vozes, 1999.

DULCAN, M.K. *Textbook of Child and Adolescent Psychiatry.* Washington: American Psychiatric Publishing, 2010.

EACON, D.K. et al. *Youth risk behavior surveillance* — United States, 2007. MMWR Surveill Summ. 2008 Jun 6;57(4):1-131.

GREENE, R. *The explosive child.* 1st edition, Harper Collins Publishers, 2005

HABER, J. "Bullyproof your child for life: protect your child from teasing, taunting and bullying for good" 1st ed. Perigee Book, 2007.

HOOVER, J. H. "The bullying prevention handbook: A guide for principals, teachers and counselors" 2nd ed. Solution Tree, 2008.

IVARSSON, T. et al. "Bullying in adolescence: psychiatric problems in victims and bullies as measured by the Youth Self Report and the Depression Self-Rating Scale". Nord J Psychiatry. 2005; 59(5):365-73.

KIM, Y.S. et al. "School bullying and youth violence: causes or consequences of psychopathologic behavior?" Arch Gen Psychiatry. 2006 Sep; 63(9): 1035-41

KLOMEK, A. B. et al. "Bullying, depression and suicidiality in adolescents". Psychiatr Danub. 2006 Sep;18 Suppl 1:41.

LEVY, R.; O'HANLON, B. *Try and make me! Simple strategies that turn off the tantrums and create cooperation.* 1st edition, New American Library, 2001.

MACKENZIE, R. *Setting limits with your strong-willed child.* New York: Three Rivers Press, 2001.

MILHORN, H.T. *Drug and alcohol abuse — The authoritative guide for parents, teachers and counselors.* Da Capo Press, 2003.

NATIONAL Institute on Drug Abuse (Nida). Disponível em: http://www.nida.nih.gov. Acesso em: 2 jan. 2020.

OLWEUS, D. "Bullying at school: What we know and what we can do" Blackwell Publishing, 1993.

PALMER, E. D. *An early description of ADHD (Inattention Subtype): Dr. Alexander Crichton and the "MentalRestlessness" (1798).* Child Psychology and Psychiatry Reviews, 6, 66-73, 2001.

PARKER, H.C. *Problem Solver Guide for Students with ADHD.* Specialty Press, Inc., 2006

PRUITT, D.B. *Your adolescent: what every parent needs to know. What's normal, what's not, and when to seek help,* 1. ed., American Academy of Child and Adolescent Psychiatry, New York, Harper Collins, 1999.

PRUITT, D.B. *Your child: what every parent needs to know about childwood development from birth to preadolescence,* 1. ed., American Academy of Child and Adolescent Psychiatry, New York, Harper Collins, 1998.

RILEY, D.A. *The defiant child: a parent's guide to oppositional defiant disorder.* Taylor Trade Publishing, 1997.

SCAGLIONE, J. "Bully-proofing children: A practical, hands-on guide to stop bullying" Rowman & Littlefield Education, 2006.

SILVERMAN, S.M. *School success for kids with ADHD.* Profrock Press Inc., 2009.

BIBLIOGRAFIA

STAHL, S.M. *Psicofarmacologia-base neurocientífica e aplicações práticas*, 2. ed., MEDSI Editora Médica e Científica Ltda, 2002.

STALLARD, P. *Bons pensamentos — bons sentimentos: manual de terapia cognitiva-comportamental para crianças e adolescentes*. Porto Alegre: Artmed, 2004.

STEIN, J. A. et al. "Adolescents male bullies, victims and bully-victims: a comparison of psychosocial and behavioral characteristics". J Pediatr Psychol. 2006 Aug 8.

STILL, GF. *Some abnormal psychical conditions in children: the Goulstonian lectures*. Lancet, 1902, 1:1008—1012

STUBBE, D. *Child and Adolescent Psychiatry: a practical guide*. 1st edition, Philadelphia, PA, Lippincott Williams & Wilkins, 2007.

SWEARER, S. M. et al. "Bullying prevention & intervention: realistic strategies for schools" The Guilford Press, 2009.

TEIXEIRA, G. *Manual da Adolescência*. Rio de Janeiro: Editora BestSeller, 2019.

TEIXEIRA, G. *O reizinho da casa*. Rio de Janeiro: Editora BestSeller, 2014.

TEIXEIRA, G. *Manual dos transtornos escolares*. Rio de Janeiro: Editora BestSeller, 2013.

TEIXEIRA, G. *Desatentos e Hiperativos*. Rio de Janeiro: Editora BestSeller, 2011.

TEIXEIRA, G. *Manual antibullying*. Rio de Janeiro: Editora BestSeller, 2011.

TEIXEIRA, G. *Manual antidrogas.* Rio de Janeiro: Editora BestSeller, 2011.

TEIXEIRA, G. Terapêutica medicamentosa no transtorno desafiador opositivo: Revisão da literatura. In: *Arq Bras Psiq Med Legal* vol 100 n 2, 20

CONTATO COM O AUTOR

Contatos para consultorias, treinamentos on-line e entrevistas:

www.cbiofmiami.com

gus@cbiofmiami.com

facebook.com/cbiofmiami

instagram.com/cbiofmiami

instagram.com/drgusteixeira

Este livro foi composto na tipografia Adobe Garamond Pro, em corpo 12/16, e impresso em papel off-white no Sistema Cameron da Divisão Gráfica da Distribuidora Record.